U0262665

医学伦理学教程

杜金香　王晓燕　主编

科　学　出　版　社

北　京

内 容 简 介

　　本书详尽地阐述了中外医德的产生、发展，现代医德的基本原则、规范和医疗人际关系、临床诊治、医学科研、护理工作、医院管理中的医德要求。对健康观念转变、医学科学发展给医德带来的影响，本书作了深刻的分析。

　　本书对医务人员树立正确医德观念、提高自己的医德境界有很好的参考价值。

图书在版编目(CIP)数据

医学伦理学教程/杜金香，王晓燕主编. —北京：科学出版社，1998.5
　ISBN 978-7-03-006669-5

　Ⅰ.医…　Ⅱ.①杜…②王…　Ⅲ.医学伦理学　Ⅳ.R-05

中国版本图书馆 CIP 数据核字(98)第 07886 号

责任编辑：周　辉　席　慧
责任印制：吴兆东/封面设计：张　放

科 学 出 版 社 出版
北京东黄城根北街 16 号
邮政编码：100717
http://www.sciencep.com

北京厚诚则铭印刷科技有限公司 印刷
科学出版社发行　各地新华书店经销

＊

1998 年 5 月第　一　版　开本：850×1168 1/32
2018 年 2 月第十三次印刷　印张：8
字数：206 000
定价：48.00 元

（如有印装质量问题，我社负责调换）

目 录

第一章 导 论

医学伦理学是一门以医德现象为客体进行研究的独立学科，即关于医德的学说。医学伦理学作为医德理论的科学，它要研究医德的起源、本质、职能、作用及其发展规律；要密切注视医疗人际关系的新变化；要从理论上阐明人们提高医德境界的途径和方法。从医德的历史发展来看，不同时代的医学伦理观对培养不同时代的医学人才具有着极为重要的作用。

第一节　医学伦理学研究对象

医学伦理学是一门以医德现象为研究对象的科学。而要明晓医学伦理学研究对象的范围，说明医学伦理学所研究的客体，首先要明确道德这一概念。概念是客观事物的反映。道德概念反映着人类社会的一种特殊的道德现象，是人类社会生活所特有的产物。只有从道德概念入手，才能进而明确职业道德、医德以及医德在人类道德生活中的地位，真正理解和把握医学伦理学的研究对象。

一、道德、职业道德与医德

人类怀着激动的心情与猿类相揖别，带着一种新奇的心态迈入人类社会门槛之后，便形成了人与人之间的道德关系（从萌芽状态的习俗到原始社会后期的规范）。也可以说，道德就是一个关系的范畴。但是，道德关系的存在并不能说明抽象的伦理思考也同时出现，人类的祖先在刚刚进入人类社会之初，是不具有系统理论思考能力的。真正的伦理思考是从奴隶社会以后才开始出现的，并成为一种特殊的社会意识形态。

（一）什么是道德

道德这一概念有自己产生和发展的过程。中国古籍中很早就有道德两个字，但它们是分开用的，有不同的涵意。"道"，一般表示事物运动变化的规律和规则，也指事物的最高原则，人世之常理。"德"，从字形上看，从"直"从"心"，有遵照一定礼法把心放正的意思。"德"表示对"道"的认识、践履而后有所得到、获得、拥有。东汉时的刘熙对"德"作过这样的解释："德者，得也，得事宜也"，意思是说，"得"就是把人与人之间的关系，处理得合适即为"德"。许慎更明确指出过："德，外得于人，内得于己也。"这就是说，人与人之间的关系处理得合适，就要不仅"内得于己"，更要"外得于人"，使自己和他人都有所得才为"德"。

把道德两字连用成为一个概念，始于春秋战国时期的《管子》、《庄子》、《荀子》等书。荀子在《荀子·劝学》中说："故学止乎礼而止矣，夫是之谓道德之极"，就是说，如果一切都能按礼的要求去做，就达到了道德的最高境界，赋予了道德较为确定的涵义，即指人们在社会生活中所形成的调整人与人之间关系的原则、规范以及人们所形成的道德品质和所达到的道德境界。从上面我们可以看到，人类对道德的思考、道德概念的产生可说是历史久远。在我们的日常生活中，道德概念也是经常使用的。但到底什么是道德？又会有一种"咫尺天涯"，"相见不相识"之感。我们知道，每个人都不是孤零零地一个人生活，人类的一切活动都是在社会中进行的。人如果离开社会，不仅没有办法从事文化、科学、政治、经济等各种活动，也没有办法获得生命所需的各种生活资料。任何人的生存和发展总是以社会为前提的。在社会中，由于生产、学习、生活等需要，人们相互之间结成了错综复杂的各种关系。除了在生产中形成一定的生产关系外，还有父母、子女、兄弟、姐妹、亲戚、朋友、夫妻、师生、上下级以及各种团体如政党、国家、民族等等关系。正因为一个人生活在社会中，是生活在各种各样的关系之中，所以，每一个社会成员的行为都会对别人甚至整个社会产生各种各样的影响，有些行为给别人带来了幸福和安宁，也有些行为引起别人的痛苦和不幸，甚至给整个社会造成动荡和损失。所以，为了社会生活的稳定，形成一个良好的社会环境和生活环境，就要求对人们相互间的关系进行必要的调整，对人的行为加以适当的约束。这样，道德便出现了。在原始社会里，它是以维护氏族整体利益的传统和习俗出现的。在阶级社会中，除了依靠政治、法律等手段外，还集中表现为根据一定的阶级利益引伸出来的调整人们相互关系的道德行为原则和规范。所以，可以说，道德是人的行为应当遵循的准则，做人应当奉行的道理和规矩。道德是调整人们之间、个人同社会集体之间利益关系的行为准则和规范的总和。从道德的定义我们可以看到，道德是人类社会所特有的，孤立的个人行为、不与他人发生关系的行为不构成道德行为。荒郊旷野，渺无人迹，任你如何高声大喊，也不会有人说你不道德。相反，人烟稠密，夜静更深，你要是喊叫，别人就会说你不道德，因为你的行为影响了他人，不利于他人的工作和休息。另外，道德行为具有知行相统一的特点。在实际生活中，人们通过书本或社会实践，逐步知道什么是道德，但道德不仅是让人们知道待人处事的知识，更重要的是要用道德来支配自己的行为，要把知和行有机地统一起来。

（二）什么是职业道德

在人类社会生活中，人与人之间有着多种交往形式，发生着各种各样的关系。因此，要调整人与人之间极为复杂和广泛的关系，仅有一般的道德规范还不够，还需要有具体的道德规范要求。人类的职业生活是联结人们交往的重要桥梁，而调整因不同职业而产生的不同的人与人之间的关系的特殊道德——职业道德，在人类社会生活中发挥着重要的作用。

1. 职业道德的内涵

恩格斯曾经指出:"实际上每一个阶级,甚至每一个行业,都各有各的道德。"(《马克思恩格斯选集》第 4 卷 236 页)职业是人们在社会生活中对社会所承担的一定职责和所从事的专门业务。人们的职业生活千差万别,职业道德是指职业范围内的特殊道德要求,是一般社会道德和阶级道德在职业生活中的具体体现。有多少种职业,就有多少种特定的职业道德。职业道德是社会道德的重要组成部分。

人类社会多种多样的复杂关系,需要有多种多样的行为规范来反映和调整,从而形成各种不同的道德。各种具体的道德要求都要受到一般社会道德的制约,并反映着一般道德原则规范的要求。但是,就职业道德来说,它虽然受一般道德原则和规范的制约,但其具体规范又无不具有鲜明的个性。这些不同的职业道德规定,是由各种不同的职业责任、不同的服务对象、不同的服务方式和手段、不同的服务效果决定的。而且,每一种职业道德只能约束从事该职业的人员,只能在特定的职业范围内起作用。

一般说来,各种职业道德规范同一定的社会道德原则是统一的。但是,由于社会生活的多样性,每一种社会职业总是以自己特有的方式与整个社会发生联系,并为整个社会服务。因此,根据社会对某一行业的特殊要求提出的职业道德规范,有时也可能同一般道德原则或规范在形式上发生某种矛盾。例如,社会主义的道德要求我们做人要诚实、正直,但作为一名医生,当直言不讳已不能有助于治疗,特别是当病情已严重到不可救药,而病人又是一个感情极为脆弱的人时,那么,为了延长病人的生命而对他隐瞒病情在医德上是允许的。

作为一名医科大学的学生,我们将用生命的三分之一时间去从事自己的职业。因此,加强职业道德修养,努力践行职业道德要求,对每个人都具有极为重要的现实意义。

2. 职业道德的基本要求

尽管人类的职业千差万别,但是,在各种不同的职业中也有着共同的道德要求。近代思想家梁启超曾有过一篇题为《敬业与乐业》的讲演,他认为,敬业与乐业是人类生活的"不二法门",是中国传统职业道德的两大准则。梁启超用敬业与乐业来谈职业道德,表现了各种职业道德的共同要求。所谓敬业,就是要忠于职守;所谓乐业,就是要热爱职业。忠于职守、热爱职业是各种职业道德的最基本要求。

当然,热爱职业、忠于职守在不同的时代有着不同的内容。在私有制社会里,特别是在奴隶社会和封建社会里,由于职业的划分是同阶级的划分密切相关,所以,不仅在剥削阶级心目中,就是在被剥削阶级心目中,职业也有高低贵贱之分。一些职业受人尊敬,一些职业受人鄙视,被剥削阶级也往往把这种职业分工看成是他们受苦受难的原因,因而认为只要摆脱那些卑贱的职业,从事所谓高贵的职业,就可以跳出苦海。

在今天,我们虽然步入了社会主义社会,人与人之间的关系是同志式的平等互助关系,各种职业的关系是团结、互助、合作的关系,都是社会主义各种行业的组成部分,但由于还处在社会主义初级阶段,不同职业、行业的工作条件、劳动强度、福利待遇等等都还存在着一定的差别。就是在医生这一职业里,有些事情也不尽如人意。但是,既然选择了医疗这个行业,就要热爱自己的职业,就应义无反顾地走下去,切忌彷徨。而且,医疗卫生工作这个职业是神圣而高尚的,难道还有比给人类带来健康、幸福更光荣的职业吗?马克思在青年时代就曾说过:"在选择职业时,我们应该遵循的主要指针是人类的幸福和我们自身的完美。"在我们未来的工作中,要达到这两个统一,以医德作为自己职业的定向器是必不可少的。我们只有全身心地投入到自己的事业之中,热爱它,钻研它,以高尚的医德去为人类的健康服务,才能真正实现给人类以幸福,给自身以人格完美。

（三）什么是医德

有人类以来，疾病就与人类相伴相随。因此，人类一直在寻找着战胜疾病而达到健康的方法。随着生产力水平的提高和社会分工的产生，有了行医的人，形成了医患关系，医德关系也随之出现。人们对调整这些关系与矛盾的思考能力也不断提高，并逐步形成了由零散到系统的对医德诸现象的理论思考。中外医学史上的一些著名的医学家不但留有一系列的医著，还写下了千古流芳的医德名言，像古希腊的《希波克拉底誓言》、中国唐代孙思邈的《大医精诚》等等，都对医生的道德行为规范作过大量的阐述。每一时代的医德著述，都是那个时代医德实践的道德总结。医德是与医疗实践活动相联系的，它在医疗实践活动中产生，并在医疗实践中丰富、发展。

可以说，医德是一种职业道德，它是同医疗卫生人员的职业生活紧密联系着的，是在医疗卫生工作实践中形成的，并依靠社会舆论和良心指导的，用以调整医疗卫生人员与服务对象以及医疗卫生人员相互关系的行为规范的总和。

从本质上说，医德是人们在医疗实践活动中产生和发展的一种社会现象。作为一种意识形态，它的形成和发展归根结底是由社会经济关系决定的。同时，它也置身于政治、法律、科技等社会文化的大网络之中，也受文化诸因素的影响。从范围上说，医德不只是医疗卫生人员行为的一种特殊的行为规范，同时也是医疗卫生人员的一种情感、意识和品质。从特征上说，医德不仅是他律，而且更重要的是自律，是主观自律与客观他律的统一。从评价手段上说，它主要靠医疗卫生人员个人的良心和社会舆论起作用。从职能和作用上说，它不仅是做人的规范，也是维持社会和谐与稳定、维护人类健康共同利益的工具。

医德具有三个基本特征：

第一，全人类性和阶级性的统一。医德，从根本上说，它不是一种阶级道德，而是一种职业道德。医疗卫生人员的使命是维护和增进人类健康，向一切危害人类健康的疾病作斗争。疾病对人类的危害是不分阶级的，医学科学成果的运用也是不分阶级的，因此，医德具有全人类性，它要求医疗卫生人员应以治疗人的疾病、恢复人的健康为目的，行医治病要一视同仁。

同时，医德又不是脱离一定的社会经济关系而独立存在的一种社会意识。在阶级社会中，不同社会形态之中的医德不可避免地要打上阶级的烙印，特别是该社会中占统治地位的阶级道德，更对医德产生着重要影响，使之带有阶级性。

因此，医德以人类健康为宗旨的基本要求使它带有全人类性。而不同时代的具体医德又受到不同社会阶级的影响，而具有阶级性。

第二，继承性和时代性的统一。医德是历代医疗卫生人员在卫生工作实践活动中逐渐累积而成的，也可以说是在漫长的历史发展过程中逐渐积淀生成的。它是历代医疗卫生人员对至善追求的历史组合，是人类的一份宝贵的精神财富。今天的医德总是在不同程度上包含了历史发展各个时期的医德内容，具有历史继承性。

同时，医德又是历史时代的产物，每个时代有每个时代的医德。医德是动态的而不是静态的，它的体系结构、理论内容等，是在历史发展中不断变化的活体。在医德具有永恒的共性的同时，不同的时代又需要有与之相适应的不同的医德要求，使医德带有鲜明的时代性。因此，医德是继承性和时代性的统一。

第三，客观性与主观性的统一。医德具有客观性，这是因为医德意识、医德规范的内容是对客观存在的医德关系、医德行为的反映和概括。医德发展也有它自身的规律性。医德评价的标准，不是主观任意制定的，而是依据人类整体的健康利益为尺度，这就是医德的客观性。

但同时，医德又有主观性。所谓主观性是指任何一种客观存在的医德规范只有变成主观内在的命令、良心，才能见诸于主体的行动。

二、利益在医德中的地位和作用

事物的发展总是有其逻辑根源的，人们只有明晓医德演化的逻辑起点，才能把握它进步的规律，推动它不断发展。

医德作为人类特有的一种精神生活和关系的行为准则，与利益有着密不可分的联系。这是因为，利益是医德的基础，医德和利益的关系问题，构成医学伦理学的基本问题。医德是各种利益交流的社会调节器，是一部利益显示器，只有在利益关系中才能真正把握医德的真谛，并进而说明医德领域中的一切具体问题。因此，利益是医德形成的逻辑起点。

（一）医德的本质决定了利益是它的逻辑起点

医德作为调整医疗卫生人员之间、医疗卫生人员与服务对象之间、医疗卫生人员与社会关系之间的行为规范的总和，普遍存在于一切与医疗卫生工作发生联系的领域。从现象上看，它有着医德意识、医德活动、医德规范等丰富多彩的内容。从本质上看，它作为一般道德的组成部分，属于社会上层建筑。医德职能的最基本特点是调整卫生领域中的道德关系。医德关系是社会中一种特殊的社会关系，具有特殊的规范、特殊的调节方式。我们纵观医德发展的历史，可以看出，用以调整卫生领域各种关系的医德，与其他领域的调整相比，其特殊性表现为：它以体现人类健康利益的原则和规范为善恶标准；以必要的或多或少的医疗卫生人员的自我牺牲为前提来调整医疗卫生人员之间、医疗卫生人员与病人之间、医疗卫生人员与社会之间的利益矛盾。在利益关系中，医德不是个体利益在个人意识中的直接投射，而是病人利益和人类健康利益在个体意识中的灿然显现。这种以自我牺牲为前提的矛盾特殊性，就与其他领域的调整职能有了形式上和本质上的区分。

医德调整职能的发挥，依靠的是医疗卫生人员的"内心命令"和自觉行动。即便是社会舆论压力、传统习俗的约束，也必须在人们内心接受或部分接受的情况下，才能发挥作用。各民族的医德传统及医德规范虽然不同，然而以自我牺牲为前提，要求医疗卫生人员的利益要服从病人和人类健康利益却是相同的，是各种医德的共同要求。因此，这里就出现了一个需要进一步深究的问题，即为什么共同的医德要求，在不同的社会历史条件下会出现不同的医德规范和要求呢？这就涉及到了利益问题，也就是人们对利益的不同理解和解答的问题。医德的一切问题，都是围绕着它同利益的关系问题而展开的。

（二）利益在医德中的地位和作用
决定了它是医德的基础

医德与利益的关系问题，蕴含着丰富的内容。医德的一切问题都是围绕这一问题而推演开来并加以论证的。

利益是一种客观的社会现象，它表现为人对现实的需求和满足的关系。从根本上说，利益作为经济关系的直接表现，深深地植根于人们的社会经济关系之中。从内容上看，利益与人的客观的社会需要密不可分，需要是利益的基本组成部分。从作用上讲，利益是人们从事一切社会活动的客观动因。在社会生活中，人们都是在一定的愿望支配下活动的，而这愿望的背后（即动机的动因），就是人们的利益在起作用。

在现实生活中，每个个体都有维持自己生存和发展的需要，即个人利益；但同时又有维持社会共同体存在和发展的需要，即社会共同利益。两种利益是客观存在的，而问题在于怎样调整这两种利益的关系，用什么样的观点来对待两种利益的矛盾，这就不可避免地有一个道德问题。道德的作用在于当一个社会还没有达到使个体的发展与人类的发展和谐一致的阶段，为了社会的整体利益，对个体利益和愿望加以限制。否则，社会的整体利益就会受到削弱和损害，社会的正常秩序就会发生混乱。因此，道德的职能在于统一个体的意志，唤起人们的社会责任意识，协调人们之间的利益矛盾，维护社会的稳定与发展。当然，这并不是说，我们无视或忽视个人利益。在今天我们所处的社会主义初级阶段，我们无疑要承认、尊重和保护正当的个人利益，尽可能地使社会整体利益同个人利益结合起来。我们只是强调，在社会整体利益同个人利益发生矛盾的情况下，社会成员个人为了社会整体利益而牺牲个人利益，这既是社会主义道德的客观要求，也是正当的个人利益从根本上得以实现、得到保证的必要条件。

在医疗卫生领域内，每一名医疗卫生人员都会遇到双重利益矛盾，即医疗卫生人员的个体利益和人类健康利益之间的矛盾。而且，在我国的卫生工作现状下，往往会使医疗卫生人员在行为选择上很难做到两种利益兼顾。医德的基本职能就是用来调整这两种利益矛盾和冲突。普列汉诺夫讲过："利益是道德的基础。"但医德不是立足于医疗卫生人员个体利益之上，它所集中体现的是人类整体的健康利益，人类的健康利益是医德的基础和出发点。因此，在今天我们的社会主义医德关系中，我们应发扬奉献精神和必要的牺牲精神，应该提倡为了人类的健康利益而拼搏进取，也只有在这种努力奉献的过程中，才能使自己的道德人格日臻完善。

正因为医德以人类的健康利益为基础，因此，医德的整个规范体系就是以人类的健康利益为基础建立起来的。医德在其发展的诸阶段中，虽然有着众多的外在规范要求和诉诸内心的医德范畴，但它所围绕的中心始终是人类的健康利益。所以，了解医德和利益的关系问题，是了解整个医德规范大厦体系的钥匙。

医德与人类健康的利益关系是客观的、历史的，只有把握住它，才能正确理解和把握整个医德的规范体系。利益是医德的基础，是贯穿整个医德规范体系中的一条主线。

三、医德的特殊调节功能

调节医疗卫生人员的行为，并通过调节医疗卫生人员的行为来调节医患关系，是医德最突出也是最重要的社会功能。它作为价值凝结在行为规范之中。这是因为，医德本身是一种"应当"，是具有普遍必然性的"应当"关系。当人们意识到这种关系并加以总结、提炼和概括之后，就形成医疗卫生领域内特有的行为规范，这些行为规范不是单一的个别的要求，而是包括理想、准则、标准等多层次多方面要求在内的规范体系，它构成一个医德规范之网，将医疗卫生人员与病人、医疗卫生人员之间、医疗卫生人员与社会联结起来，保证医疗卫生活动的正常进行，使人类的健康水平不断提高。但医德作为一种特殊的行为规范，它的调节功能又有其特殊性：

第一，医德规范调节职能的发挥渗透在医疗卫生人员的各种医疗卫生行为之中。在卫生行业中，如果我们想找出一块纯医德领域，那是办不到的。因为医德没有专门的领域，医德领域是为了在纯化条件下进行研究而抽象出来的。但没有直观专设的领域并不是说它就不存在，可以说，它在卫生工作活动中无处不在，表现在医疗卫生人员的视听言行上，深藏于医疗卫生人员的品格、习性之内，并在其中履行它的职能。所以，离开医疗卫生人员的行为，医德规范是不可能发挥其调节职能的。当然，医疗卫生人员孤立的个人行为，不与服务对象、同行、社会发生关系的行为不构成医德行为。

第二，医德规范不像法律规范那样以强制性的手段来实现其调节功能。医德是通过舆论、褒贬、沟通疏导、榜样感化和思想教育等手段来行使其调节功能，注重于呼唤起医疗卫生人员的知耻心，使医疗卫生人员形成内心的善恶观念、情感和信念，自觉地按照维护人类整体健康利益的医德原则和规范去行动，从而自动地调整医际关系。

第三，医德规范是一种内化的规范。它只有在医疗卫生人员真心诚意地接受它并转化为内在的良心和责任感时，才能发挥调节作用。在调节医际利益关系时，医德调节的突出特点是要求医疗卫生人员个人作出必要的节制和牺牲，医德的实现是以医疗卫生人员个人或多或少的自我牺牲为前提的。

四、医学伦理学研究对象

医学伦理学是医德的理论形态，是关于医德的科学。医德的诸现象构成了医学伦理学的研究对象。医德的实践不断丰富医学伦理学的内容，而医学伦理学研究的不断深入对医德实践给予积极的理论指导。

（一）什么是医学伦理学

在我国古籍中，"伦理"两个字最初是两个概念。"伦"字本意为"辈"，加以引申，指人和人之间的不同辈份的各种关系，伦字又称人伦。"理"是条理、道理的意思。把伦理两字连用，始见于战国至秦汉之际的《礼记·乐记篇》，其中说："乐者，通伦理者也。"在这里，"伦理"已经表示着有关道德的理论的意思。因此，伦理学是关于道德的科学，是一门研究社会道德现象的本质及其发展规律的科学。

医学伦理学是伦理学中的一个重要分支学科，它与伦理学是特殊与一般的关系，是医务领域内的特殊伦理学，是一般伦理学原理在医务领域中的具体运用，是关于医德现象及其发展规律的学说。

医学伦理学作为一门独立的学科，它是理论科学、规范科学、价值科学和实践科学的统一。

医学伦理学是理论科学。医学伦理学的重要使命是要从医务诸行为中分离出医德现象并加以系统地研究。而且，它不是单纯地描述医德，而是要从思想上再现医德，要从理论上科学地论证医德的起源、特点、社会作用及其发展规律，还要阐明它同上层建筑其他因素的相互关系。

医学伦理学是规范科学。法律学和伦理学同属规范科学，但法律是由国家立法机关制定的，并通过一系列的法律条文表现出来的行为规范，具有明显的直接的外在强制性。而医学伦理学研究的规范不是由某些先知、哲人随便在头脑中杜撰出来的，而是在医疗实践中约定俗成，后经理论抽象、概括出来的，它通过社会舆论、良心、传统习惯等约束医务人员的行为。

医学伦理学是价值的科学。价值主要是表达人类社会生活中一种普遍的主客体关系，这就是主体的需要与客体满足主体需要的关系。健康需要是人类最基本的需要之一，在确保人类健康的医疗实践诸活动和由此发生的医德关系中，医学伦理学的作用不仅在于要反映客观现实的医德关系，而且要从理论上指导人们去协调医德关系，维护人类健康的群体利益；并指导医务人员如何在医疗实践中去追求高尚的医德价值，去攀登更高的医德境界，去满足主体高层次的精神需求，去完善主体的道德人格。因此，整个医学伦理学就是一个价值体系。

医学伦理学是实践科学。马克思曾经说过，道德最重要的本质，就在于它是一种用实践精神不断改造世界和掌握世界的特殊科学。这里的世界指的不是与人类社会相对立的自然界，而是人类社会、人类活动和人类品质。道德的这种把握的必要性就在于人类只有结成群体，社会才能进行生产、再生产，而人类群体和社会只有在一定秩序和行为准则下才不致于出现混乱、动荡。道德就是通过特殊的规范来实现社会的稳定、和谐和发展。但是，一种道德能否有把握世界的生命力，除了它的原则规范是否符合社会发展外，还在于它能否成为人们实际践履的原则，即是否具有可操作性。因此，医学伦理学的一个重要使命就是要避免闭门造车，面壁冥想，而要从医疗实践的各个领域、各个环节中对医疗卫生人员的医德关系进行深入地研究，上升为理论，去指导医务人员的实践活动，使之具有良好的操作性，真正达到把握世界的目的。

（二）医学伦理学的研究对象

辩证唯物主义认为，每一事物都包含自身的特殊矛盾，这是一事物区别于他事物的内在根据。正是这种特殊矛盾，构成了一事物不同于他事物的特殊本质，规定了某一门学科的研究对象。医学伦理学是关于医德的科学，而医德反映着人类社会生活的一种特殊现象——医德现象。因此，医学伦理学以医德现象为研究对象。

为了更好地理解和把握医学伦理学的对象，非常有必要对医德现象作必要的分析。

医德现象是指在医疗实践活动中医疗卫生人员、患者及社会用善恶标准进行评价，依靠社会舆论、内心信念和传统习惯来维持的一种社会现象。就其实质来说，医德现象的特殊性在于它是从医务活动中的善恶矛盾和对立所构成的社会现象。它的巩固和发展，不是靠行政或法律的强制手段，而是靠舆论和信念。或者说，主要是靠人们的内心信念来维持的。

一般说来，医德现象是医德关系的表现。在人类社会生活中，必然要形成各种各样复杂的社会关系，它分为物质的社会关系和思想的社会关系。物质的社会关系就是与物质生产活动直接相联系的生产或经济关系。与此相适应，人们之间还形成一定的政治关系、法权关系、道德关系、宗教关系等等，这些关系是通过人们的意识而形成的思想的社会关系。医德关系是思想的社会关系的组成部分，它归根结底是一种由经济关系所决定的，由人类健康利益所制约的，并在医疗实践中形成的，依靠一定的医德原则、规范、内心信念、传统习俗的纽带所维系的，以医务人员或多或少的自我牺牲为前提，来调整医务人员个人利益和人类健康利益矛盾的特殊的思想关系。

医德现象所包含的内容很多，一般可分为三个方面，即医德意识现象、医德活动现象和医德规范现象。医德意识现象，是指在医务活动中形成并影响医务活动的各种具有善恶价值的思想、观点和理论体系。医德活动现象是指在医务实践活动中，在医德意识支配下的可以用善恶进行评价的医疗群体活动和医疗卫生人员的个体活动。医德规范现象是指在一定社会条件下评价和指导医疗卫生人员行为的准则、规范，符合这些准则规范的思想和行为就是善，反之则是恶。

医德现象的三个基本方面是相互制约、相互影响的，医德意识一经形成，对医德活动具有指导和制约作用。而医德活动是形成一定医德意识的基础，并能使已经形成的医德意识得以巩固、深化和提高。医德规范是人们在一定的医德意识和医德活动的基础上形成和概括的，但作为一种特殊的行为规范，又约束和制约着医疗卫生人员的医德意识和活动，集中体现了医德意识和医德活动的统一、主观与客观的统一。

医德现象不是脱离社会历史、文化背景孤立发生和存在的，一定医德现象总是同一定的文化氛围相联系。正确地研究医德现象，还必须同一定的文化背景相联系。这是因为，作为意识形态的医德，总是要从它所处的文化环境中汲取养分，并扎根于一定的文化土壤之中。不同的社会物质生活条件，不同的文化背景会产生不同的医德价值观，形成不同的医德规范和不同的评价善恶的标准。

医学伦理学以医德现象为研究对象。但是，首先，医德现象是随着医疗实践活动产生并发展的，它是人类医疗实践活动的产物；其次，医德现象是一个动态的历史演变过程，在不同的社会经济文化结构下具有不同的特点。就中国来说，上古神话传说中的神农尝百草的医德行为同今天在社会主义初级阶段的医德模式就有着非常大的区别。因此，人类的健康需要构成了医德现象的共性方面。但是，不同的社会历史条件、文化背景，也决定了医德现象的差别性。我们既不要把共性绝对化，也不能把差别绝对化，而是要把共性与差别性统一起来进行研究，从而真正揭示医德产生和发展的历史规律，并指导今天我们社会主义的医德建设。

医学伦理学以医德现象为研究客体，就是要通过对医德诸现象的研究，揭示出医德关系所反映的个人利益和人类整体健康利益的矛盾，并根据这些矛盾的特点，总结出反映这种矛盾发展规律的医德理论；确定解决这种矛盾的医德原则和规范；提出进行医德评价的标准，以及医德教育、修养的途径和方法；并为塑造社会主义医德的理想人格，揭示出培养一代道德新人成长的规律，以不断提高整个医疗卫生界的医德水平。

第二节 医学伦理学的理论基础

古往今来，医德都以维护人类健康为宗旨。在人类健康的基石上，生命论、人道论、义务论、公益论共同构成了医学伦理学的理论大厦。但在人类社会发展的不同阶段上，由于医学科学的发展水平不同，人们的健康需求不同，对生命论、人道论、义务论、公益论的解释也不尽相同。在医学科学飞速发展、医学模式发生转变的今天，我们有必要对医学伦理学的基础理论进行更深入的阐述。

一、生 命 论

医疗卫生工作是与人的生命打交道的工作。医疗卫生工作的性质决定了它必须以生命论作为它重要的基础理论。

生命论是围绕如何看待人的生命而确立的理论。随着社会的进步和医学科学的发展，人们对生命有着不同的认识和看法，围绕如何认识人的生与死、如何处理人的生与死的矛盾问题，形成了生命神圣论、生命质量论及生命价值论的观点。

1. 生命神圣论

生命神圣论认为，生的权利是人的基本权利，人的生命只有一次，人的生命是神圣的，至高无上的，不可侵犯的。强调任何情况下都要尊重人的生命，重视保存人的生命，不允许对人的生命和死亡有任何触动和侵犯，不允许对人体有任何改变和修补。

早在两千年前，《黄帝内经》中就有"天覆地载，万物悉备，莫贵于人"的主张。唐代医学家孙思邈指出，"人命至重，有贵千金"（《急备千金要方序》），告诫世人要特别看重人的生命。

生命神圣论的道德价值在于：①树立了爱护人的生命的观点。重视人的生命，关心和帮助因伤、病而需要关心、帮助的人，这是人类得以健康生存、繁衍、发展的重要的伦理观；②推动了医学科学的发展，促使医疗卫生人员千方百计解救病人的危难，不断探索生命的奥秘，推动了医学科学的进步。

但是，生命神圣论也有消极的一面。生命至上是生命神圣论的最基本观念，它主张对人的生命应不惜一切代价地进行抢救，对不可救治的生命也给予了大量的卫生资源的消耗，浪费了有限的卫生资源，保护了无意义的生命，增加了家庭和社会的精神和经济负担。生命神圣论以生命至上为基点，又影响计划生育政策及人口素质的提高。

2. 生命价值论

医学科技的发展，使医技可以干预人的生命，可以用医学高技术维持已经奄奄一息的生命，制造所谓的"人工生命"。在这种情况下，生命神圣论的观点需要加以重新认识。生命不是绝对神圣的，应通过生命质量评价、衡量生命价值，认为有价值的生命才是神圣的。无质量、无价值的生命并不神圣。

生物医学技术增强了医学专业人员的知识和力量。于是提出了一系列新问题。如关闭一个脑死病人的呼吸器是不是违背了生命神圣论的的原则、不让一个有严重缺陷的胎儿出生是不是伤害生命、因为找不到供体肾而导致了肾功能衰竭病人死去是不是伤害病人等等。

改善生命质量使之有价值，这是医学日新月异的今天，人们在对生命神圣论进行深刻反思后提出的生命价值论。生命质量论具有下列意义：①生命质量观是人类自觉地追求自身完善的认识飞跃，认识到注意生命的质量和人口素质对人类的命运关系重大；②生命质量观可以作为干预一个个体生命的延长、维持、结束的依据；③生命质量观可以成为研究提高人口素质的方法和避免出生低质量人口的方法；④生命质量观可以指导临床医疗工作，追求高质量的生命。

在医疗卫生工作中，我们不仅要解除病痛，维护和延长病人的生命，更需要促进提高人的生命质量，争取人处于最佳生命质量状态。伦理学家把人的生命质量分为三个等级：第一生命质量是指能满足自身生理及生存的最基本需要的生命状态，是一种最低级的生命质量状态；第二生命质量状态是指能够发挥自身能力，从事一般劳动和一般工作，能料理自身一般生活的生命质量状态；第三生命质量状态是指能够发挥本人自身的聪明才智与特长，并在智力、体力方面获得相应的发展，是健康的生命质量的最佳状态。

生命价值论是以人具有内在的与外在的价值来衡量生命意义的道德观念。生命价值论为全面认识人的生命存在意义提供了科学的论证，帮助医疗卫生人员在竭力挽救病人生命的同时，对那些濒于死亡的病人作出生命价值判断。借助现代技术，挽救有价值的生命，使其继续为社会做贡献，是具有道德意义的；而延长一个无价值的生命，增加社会不必要的负担，是不具有道德意义的，是不道德的。

现代生命质量观和价值观及生命神圣观的有机的统一，表达了对人的生命的全面看法，生命之所以神圣就在于生命是有质量有价值的，具有一定质量和价值的生命才是神圣的，才是生命神圣的最根本内容；而无质量无价值的生命并不神圣。

二、人 道 论

人道论是研究道德的一种理论。长期以来，医学人道主义是传统医德的精华。

在医德上的人道论是一种强调人的地位，肯定人的价值，维护人的尊严和幸福，满足人的健康需要和利益的一种道德理论。

古今中外，许多医学家都以仁慈之心爱护病人，以济世救人作为自己行为的道德准则。我国古代医家把医学称为"仁术"，把"济世活人"作为医业宗旨。认为医疗卫生人员从业的唯一目的就是救人疾苦，推崇仁爱、同情、廉洁和不谋私利。唐代名医孙思邈在《备急千金要方》中的"大医精诚"篇，精辟地论述了医学人道主义："凡大医治病，必当安神定志，无欲无求，先发大慈恻隐之心，誓愿普救含灵之苦。若有疾厄来求救者，不得问其贵贱贫富，长幼妍媸，怨亲善友，华夷愚智，普同一等，皆如至亲之想。"古希腊医学家希波克拉底《誓言》及阿拉伯名医迈蒙尼提斯都从医学人道主义出发，提出"为病家谋利益之信条"及"启爱我医求，念爱世间人"。这些朴素的医学人道主义，为医学道德建设奠定了重要的理论基础。现代医学继承了传统的医学人道主义原则，并扩大了人道主义的作用范围。强调把医学看成全人类的事业，坚决反对利用医学作为残害人类或作为政治党派斗争工具的行为。强调医生对病人治疗的自主性，而不接受非医学需要的干扰，并要求给放下武器的战俘、囚犯以医疗权利，反对对战俘施以法西斯暴力。对人体实验作出了明确、详细的人道主义规定。对精神病人的治疗提出"应得到尽可能好的治疗，治疗中要尊重病人的人格，维护其对生命和健康的自主权利"。医学人道主义是进步的道德意识，是医德优良传统中核心的、宝贵的财富。今天，我们要继承和发扬人道主义的传统医德观就要做到以下几点：①认识医疗卫生工作的服务对象是人不是物，对病人给予应有的尊重和关心。一切从病人的利益出发，全心全意为病人服务；②医疗卫生人员必须十分珍重病人的生命，对病人极端地负责；③医疗卫生人员必须尊重病人的价值、人格、尊严和权利，平等待人。要尊重病人的意愿和权利，认真倾听病人的意见，了解病人的要求，合理解决和解释病人提出的问题。实施检查治疗决策要事先告诉病人，并向病人说明可能出现的危险和可以获得的利益，征得病人的同意，重要的诊疗措施不应由医疗卫生人员单方面作出决定。

三、义 务 论

义务论是关于义务的理论。它研究的是一个人对社会、对他人应当干什么，不应当干什么。医德义务论即规定用来判断医生行为正当与否的标准。医生应该做什么？可以做什么？不应该做什么？他的责任是什么？并对医生的意向和后果、动机和条件的关系进行分析，以保证医疗卫生人员的行为的道德性。

道德义务是一个人所负的道德责任。医疗卫生人员对人类的生老病死负有道德责任，救死扶伤是医疗卫生人员的义务。

医疗卫生人员的道德义务来源于社会对医学的需要，而不决定于自身。医疗卫生人员的道德义务决定于人类的健康需要。一般说来，人类对健康的需求是：①保持和增进健康的需求；②对重大疾病及早诊断、治疗的需求；③防止医药措施转化为致病因素的需求；④降低昂贵的医疗费用的需求。其他还有提高人口质量进行优生的需求等等。

传统的医德义务论发展到今天，应该与价值论的观点结合起来，统一起来，即用价值论的观点解释义务问题。例如"不许堕胎"无论在中国传统医德中还是在希波克拉底的《誓言》中，都明确规定是医生的义务。但是在人口爆炸和女权运动兴起的今天，就产生了医生的社会责任和尊重妇女的自主权问题。医生在作出进行人工流产决策时，涉及了胎儿、母亲、社会等方面的利益。现代医德直面这些问题，并作出道德的判断，补充了传统的义务论的不足,顾及了动机和效果的统一和对病人应尽的义务和对他人、对社会义务的统一。如果不计代价、一味追求维持一个垂危病人的生命,不顾及病人的生命质量的高低及抢救治疗效果,长期用现代医疗设备维持病人的利益,反给家庭、社会增加了沉重负担。因此,要把价值论和义务观有机结合,并用于指导医德的实践。

四、公 益 论

公益的道德理论即公益论,它强调行为的目的是为了社会利益,为了人类及子孙后代的利益,而不是为了个人或少数人。

现代医学的发展已经把医患之间的关系扩展到医疗卫生工作与全社会的关系,这样,医疗卫生工作也就有一个收益和负担的分配和分配是否公正问题,这就涉及社会公益问题,如:由于医学和科技进步,复杂的治疗设备增加而导致了非受治者的负担加重;某些垂死病人由于现代医学的帮助,可以延长临终时间,加重了活着的人经济负担;稀有医疗资源如何合理分配?卫生资源的宏观分配怎样才能合理?都涉及到医德的公益理论,实际上也涉及到卫生政策、卫生发展战略及医疗保健体制、制度等问题。

医德公益观有以下内容:

(1)应当把对病人的责任同对他人、社会的责任统一起来。卫生服务应当面向大众、面向社会。在卫生资源的分配上不能只顾城市而忽视农村,应当想到广大农民的基本医疗保健;不能只重视医疗,而轻视预防保健,应以预防为主,防治结合;不能只顾个别病人或少数人的利益,把较多的卫生资源用于解决少数难治愈的疾病或病人身上,而应该解决大多数人的医疗保健问题;不能只顾眼前而损害后代的健康生存利益。医德公益原则不排除对一些特殊人员与病种实行特殊照顾,如某些烈性传染病,没有特殊的分配形式,投入卫生资源,将引起传染病的蔓延而危害社会的公众利益。

(2)应当把对现实负责和对后代的责任统一起来。医学和医学家对后代的公益道德责任是：①控制人口数量；②提高生命（人口）质量；③保护环境，不造成环境污染；④保护资源尤其是对人类保健有关的资源免受耗竭；⑤不能干扰人类天然性别比例平衡；⑥维持人类种系延续及其纯洁。随着人体科学技术的发展，这些后代公益道德责任是迫切要认识并建立的道德意识。

（3）卫生政策的制定，卫生发展战略的制定，要体现公益原则。

（4）执行卫生行政部门为维护人类健康和后代责任而发布的各种法规、规定。

第三节　医学伦理学的任务

任何一门科学，都必然有其特定的任务。而每一门学科的任务，都应该根据其研究的对象和一定时代、一定社会的要求来考虑。医学伦理学是关于医德的学问，它同医德一样，都是为人类的健康利益服务的。医德作为行为规范，要求于人们的只是"应该"，医学伦理学则着重于说明"为什么"、"怎么样"，使医务人员从理论上明确善恶界限，把医德的"应该"变成医务人员的内心信念，自觉地践履医德要求。为达此目的，医学伦理学就应从深入研究医德的诸现象出发，结合我国社会主义初级阶段的实际和科学发展带来的新问题，来确定自己的任务。

一、阐述医德的起源、发展及规律

医学伦理学作为医德的学说，它的主要内容就是要从历史和现实的角度，阐明有关医德的基本理论，从而指导医务人员确立正确的行医态度和道德理想。这既是医学伦理学的主要内容也是它的基本任务。

医学伦理学和其他学科一样，有一个历史的发展过程。在人类历史上，随着社会分工的出现，随着个体意识从群体意识中的分离，随着医疗人际关系间利益矛盾的日益明显，到了奴隶社会以后，逐渐地出现了对医德的理论见解。对于调整这种医德关系间利益矛盾的理论观点，开始时是不系统的、零散的，然后逐渐地系统化，内容也因社会的发展和医学学科的发展而逐渐丰富起来。理论的目的性也逐渐明朗化，即围绕医德关系的某些重要问题，去寻求理论上的正确答案。

对医德理论的探讨，在不同的历史时期，不同的文化背景中，不同的医学科学发展水平下，医学伦理学内容的重点也各有不同。今天，在我们社会主义社会里，我们要从社会存在决定社会意识这一历史唯物主义基本原理出发，从经济与医德的辩证关系的观点出发，从各种意识形态相互影响的观点去探讨、揭示医德产生的根源、本质及其发展规律。另外，要把医德的理想性与现实性有机地结合起来，使医德的理想真正成为推动医学事业不断进步的内在动力和转化成为人类健康服务的现实和实践。要达到此目的，医学伦理学还必须从今天中国改革开放的实际出发，从卫生改革的现状出发，从市场经济的汪洋大海中，从医德关系的众多利益矛盾与冲突中寻找由"现然"向"应然"转变的方法和医德境界升华的途径。

二、概括医德的规范体系

医学伦理学是一门理论科学，但它又十分强调规范在医学伦理学中的重要地位。从一定意义上可以说，它又是一门规范科学。离开了对规范体系的论述，也就不可能建立科学的医学伦理学。

医学伦理学作为一门调整医德关系的一种特殊规范的科学，它的多层次规范体系的建立有赖于它对医德性质界限的探讨。也就是说，要从医务人员的各种活动中分出医德行为。这是因为，医德并没有一个特殊的具有自己外部轮廓的领域，它是贯穿于医务人员的各种行为之中的，只有明确何为医德行为，才能在此基础上构建医德的规范体系。

而要建立医学伦理学的规范体系，就必须根据辩证唯物主义历史观，从医务人员与患者、医务人员之间，医务人员与社会等方面的辩证关系出发，去确立医德的基本原则。在医德规范体系中，医德规范是多方面、多层次的，但其中心有一个是起主导作用的规范，这个规范就是医德规范体系中的基本原则。

医德的基本原则是对医务人员个人利益与人类健康利益关系问题的集中回答，在医德规范体系中处于核心和总纲的地位，它制约着并贯穿于一定医德体系中的各种具体行为规范之中。各种具体行为规范本质上都是基本原则的具体体现，具体的医德规范离开它的指导，医德价值就很难确定。在医德基本原则的指导下，再概括出具体的医德规范，从而建构起医德的多层次的规范体系，去指导医务人员的行为。

但是，医学伦理学并不是只限于制定和表达这些规范，并不局限于道德戒律、说教之中，它还具有导善的作用，也就是说，医德规范既要约束人们又要启迪人们；既要惩恶，又能奖善。这样，医学伦理学还必须深入研究医德的规范体系，搞清医德规范体系中许多辩证关系和重要的理论问题。这样，才能使医德的基本原则、规范的提出有助于医务人员个人树立明确的道德意识，形成个人的道德信念和习惯，使医务人员的医德观由"现有"向"应有"过渡。

三、医德对培养医学人才的积极作用

医学伦理学是一门实践性很强的科学，是一门塑造人的科学。它不是高悬于人的一种意识形态。它的最终目的，是要把有关伦理道德的科学认识，深入到医务人员的意识之中，提高医务人员的道德素质，帮助医务人员完善自己的人格。人格是个人道德素质的集中表现，道德素质与人格是息息相关的，道德素质高，人格就高尚。社会主义的医学事业的发展和人类健康水平的提高，离不开医务人员的积极作用，而医务人员自身人格的完善和积极作用的发挥又离不开医德的导向作用。如果离开了医德的作用，那么医务人员人格的完善以及与周围世界的关系的正常发展是不可想象的。

要培养医学事业的道德新人，把医德的原则、规范转化为医务人员的内在要求，医学伦理学要深入探究医德行为、医德品质、医德评价与医德修养，对面临人生选择的医学生和追求至善的医务人员给予正确的理论指导，帮助他们提高判断善恶、荣辱的能力，指出由医德他律转化为自律的途径和方法，使人们通过外在的医德教育和积极自觉的医德修养，不断陶冶品格，明晓医务人员对他人、对社会应尽的职责和本分，从而在灵魂深处形成强烈的义务感、责任感和高尚的医德良心，成为一个积极追求的自觉的道德主体，使医德境界不断得以升华，真正成为医学事业的专门人才，为祖国的医学事业和人类的健康做出积极的贡献。

思 考 题

1. 什么是道德、职业道德、医德？
2. 利益为什么是医德形成的逻辑起点？
3. 医学伦理学的研究对象是什么？

第二章　医德的文化土壤

人类不断创造文化，文化也不断塑造着人类。医德自产生之日起，就离不开文化土壤对它的滋育和影响。中西方用不同的方式创造自己的文化，从而也导致了中西方不同的医德观念和行为标准。在当今中西文化不断交融的洪流中，在日新月异的医学科技浪潮中，如何扬弃传统医德，从世界文化中吸取我们民族所需要的医德养分，更新与发展我们的医德观念和理论，是摆在我们面前的一个重要任务。

第一节　文化与医德

医德作为调整医疗卫生人员与病人、医疗卫生人之间、医疗卫生人员与社会关系的行为规范的总和，是医德意识、医德活动和医德规范的有机统一，是一个复杂的多层次的构成体，是社会生活的一个重要方面，是一个极广泛的领域。它同各种文化现象存在着密切的关系，不把它放在一定的文化背景中去考察，就不能真正地理解它。

一、文化背景中的医德观

文化土壤滋育和影响着医德，不同的文化背景会产生不同的医德规范与要求，要真正解开中西医德差异之迷，就必须探寻它的文化土壤。

（一）不同的文化背景会产生不同的医德观念

　　纵观人类的医学发展史，考察当今世界中西医德现状，可以看到，虽然人们对医德基本含义的理解是相同的，但是，医德规范的具体要求却是非常复杂的，甚至是截然相反的。它们同异交错，内外纵横，呈现出一幅多维的图景。究其原因，是因为不同的文化背景导致不同的医德观念的产生。

　　文化这个概念，古已有之。在中国，汉朝刘向《说苑》文中就有了"文化不改，然后加诛"的话（这里，文化意为文治教化，与今天的文化概念不尽相同）。在西方，文化来源于拉丁文 cultura，原意指耕作、培养、教育、发展和尊重。从文化这个概念的最初涵义，不难看出，文化是与自然存在的事物相对而言的。文化是人类创造的东西，社会中所创造的一切都是文化。任何事物只要与人类实践发生了关系，就具有文化的因素。从本质上说，文化是人类实践活动的历史形式。

　　人类实践为世界留下各种痕迹，创造出各种各样的文化。有多少种人类社会实践，就会出现多少种文化现象。文化现象基本上可分为：物质文化、方式文化和精神文化。物质文化是以物态的方式表现出来的文化现象，如北京的故宫、苏州的园林、埃及的金字塔等等；方式文化包括人类活动的各种活动方式，如生产方式、生活方式、思维方式等等；而理论、观念、心理以及与之相联系的科学、宗教、文学、艺术、法律、道德等都属于精神文化的范畴。

　　医德作为道德的组成部分，是精神文化的一个方面，是文化家族的一员。它虽然有着自己的特殊机制和调整方式，但离不开人类文化对它的影响。

　　首先，文化具有亘古性。医德作为精神文化的一种，它的亘古性尤为突出。医德是文化心理结构中的硬核，是人的医德意志、情感、信念的有机组合。医德作为医务人员文化心理的力量，它是在历代医务人员的实践过程中逐渐积累而成的。今天的医德不同程度地包含了文化发展不同时期积淀的医德财富。从今天所提倡的各种医德规范要求中,不难看到有不少的医德规范和品质要求具有古朴、深沉的历史感。奔流动荡的历史变幻,无法改变医德所具有的善的韵味和意境。

其次,文化具有强制性。医德通常是以间接强制性的方式表现出文化的强制性。医德行为不是产生于外在的强制,而是产生于内在的自觉。一个人如果没有医德情感与信念,无论外界施加多大压力,也不可能调动起医德热情。医德作为一种深层的文化现象,是经过千百年来的文化环境熏陶而逐渐形成的。作为一种文化心理要求,它具有特别的稳定性。它是评价某种医德行为的最基本的坐标系。如果违背它,就会受到它的强制。当然,文化的强制性并不是永久的,只是在某种事物的发生与它所处的文化环境不符时,才会受到某种强制,而这种强制在另外的文化环境中就可能不存在或以别的方式存在。

最后,文化具有系统整体性。医德作为文化家族中的一员,它与所居的文化环境是保持一致的。医德作为一种文化要素必须在既定的社会文化系统结构中才能发挥其具体的功能。

总之,医德作为文化家族中的一员,它的产生和发展不是与其他文化现象不发生任何关系而独自生存的,物质文化、方式文化、精神文化等都要对它产生各种影响。

(二) 对医德的理解应建立在具体文化背景的基础上

医德作为调整医务领域内人们行为的特殊规范,是人类社会生活的一个方面。人类的任何实践活动都是在一定的社会中进行的,而社会是一个人们之间持续不断地相互联系、相互作用的体系。抛开各种社会关系以及由不同关系而组成的社会实践所产生的不同文化现象之间的联系,对医德就不可能有一个正确的理解。

医德所涉及的是医务人员的行为的善恶判断。只要有疾病存在，就会存在医患关系。但是，人类在追求健康的征途上，并不是云集一处，而是在不同的文化背景下，不同的文化环境中同病魔作斗争的。由于人们是在不同的文化环境中生活，这就导致了实践方式、生活方式等等的不同。同疾病作斗争、保持人类健康生存繁衍的方式也不同，并由此产生了不同的医德要求、愿望和理想。从表面上看，人们可能会对同是寻找健康而却又出现了不同的医德要求而迷惑，但探其究竟，就会发现在这些不同的医德观念后面，反映着某一文化环境的共同的要求。

我们必须认识不同的文化背景对医德的作用，有的医德要求仅适用于某一文化环境，离开了这个文化环境便变得不能理解和接受。例如存在于赤道地区的产后性禁忌问题。在这里，在婴儿两岁左右可以断奶以前，禁止母亲发生性行为。这种性禁忌代表了生活在这个文化背景下的人对其文化环境的适应。如果没有这些禁忌，一位母亲很快又会怀孕，她就不可能再给较大孩子喂奶，而吃不上母乳的孩子，就易患一种蛋白质严重缺乏的夸希奥科病（Kashior Kor）。这一地区的产后性禁忌就起到了为婴儿提供更好的生存机会的作用。在这个文化环境中，低蛋白质的食物构成、医学科学的落后，导致了长期产后性禁忌道德要求的出现。但在另外一个文化环境中，如南美洲地区，人们食物中蛋白质含量也极低，却并没有长期的产后性禁忌。但人工流产是这里的常见习俗，这个习俗也起到了拉开婴儿出生间距，避免过早给孩子断奶的情况。如果把长期产后性禁忌的道德要求移到发达国家，在那里便会认为是不道德的。因此，对具体医德要求的理解既不能脱离它所从属的文化环境，也不能草率引进其他文化背景下的医德要求。要真正把握医德，践行医德要求，必须把它放回到文化家族中去，在文化家族各成员间的联系中去探究它的产生根源及发展规律。

二、文化传统与医德的民族标记

中西方有不同的文化传统，这些文化传统对医德发生着重要影响，为医德打上了不同的民族标记。对这些不同的文化传统加以考察、比较，可以使我们更清楚地搞清中西方医德观念的差异。

（一）中西方文化传统上的差异

中国文化以汉民族文化为主体，又称华夏文化。西方文化是指西欧社会或来源于西欧社会的文化。中西方文化在其产生和发展的历史过程中，逐渐地形成了各自不同的文化传统。文化传统是决定文化及其类型的形成、延续、发展或停滞的相对稳定的内在因素，是社会、民族或区域文化的"遗传基因"。它作为千百年来我们文化活动的结果，自觉不自觉地介入到人们的一切社会活动中，并对文化活动的各种形式起着重要的作用。

中西文化传统的差异主要表现在以下两个方面：

第一，社会政治经济等方面的差异。中国是世界上古老文化发源地之一。在数千年的历史过程中，中华民族曾经创造了光辉灿烂的古代文化：长城和大运河凝结着中国劳动人民的血汗，体现着中国人民的智慧和力量；中国古代的桥梁、建筑和园林艺术令西方人惊羡不已；中国古代的瓷器、漆器和丝绸在世界其他地区和民族被视为珍品；中国古代的指南针、造纸术、印刷术和火药"四大发明"更是对人类的进步产生了巨大的推动力，曾使西方世界震惊。

中国长期保持着大致相同的疆域和主体不变的文化。五千年绵延的历史，虽不断改朝换代但却没有出现文化发展的断层，只是吸收了许多异质文化的成分，丰富和发展了本民族的文化，使古代中华民族更富于生命活力，更加强盛。

然而，历史的进步总是包含着种种矛盾的辩证过程，历史记下了这一方面，也写下了另一方面。中国古代文明成就之大，使得她在前进的道路上背上了一个沉重的包袱。自给自足的自然经济限制了科学技术的发展，使许多发明创造自生自灭，封建的宗法政治更是扼杀了我们在世界民族之林中首先走向近代社会的可能。

中国封建宗法制度的核心是三纲五常，即君为臣纲、父为子纲、夫为妻纲；仁、义、礼、智、信。这种封建的宗法关系渗透到了社会的各个层次、各个角落。儒家文化，对这种宗法制度更起到了推波助澜的作用。这种宗法制度文化，表现为对血缘关系的高度重视，重人伦，崇尚礼教，对祖先顶礼膜拜，对传统极端尊重。

西方文化与中国文化迥然不同。它起步晚，当中国的夏王朝出现在中原大地时，欧洲基本上还处于一片蛮荒状态。欧洲文明来源于东方，希腊人直接继承了埃及、巴比伦的古老文化，公元前1世纪才形成了辉煌的希腊、罗马文明。西方文化曾在宗教神学的统治下渡过了一个相当长的漫漫黑夜，生产力的低下和宗教神学的统治曾使欧洲中世纪的科学文化长期停滞不前，5～11世纪间，西欧诸国几乎没有给后人留下什么值得称道的成就。

然而，历史发展的辩证过程，却使落后的西方从另一方面获得了新的补充和动力。欧洲支离破碎的地形，变化剧烈的气候刺激了文明生长的积极力量和人们的创造才能。西方文明没有中国那么悠久，欧洲人心理上积压的传统负担没有那样沉重。西方古老文化实际上是多种异质文化的组合，这就使得西方人从不拒绝外来文化。西方的政治统治没有中国那样成熟，但正因为如此，刺激文明前进的竞争意识才首先在那里生长。自由、平等、民主、共和这一系列有益于文明发展的重要概念便最早在那里产生。西方文化的又一特点是不断地出现文化断层，而这又使得新的文化风格被不断地创造出来。总之，自由、竞争和冒险精神是西方传统文化的一大个性，而随着西方资本主义的发生、发展，这一文化个性就更得到了充分的肯定。

第二，思维方式的差异。思维方式是人们思维活动上的不同特征、类型的一个范畴。它的基本含义是思维主体在一定思想观念和方法论的基础上所形成的反映、认识、判断和处理客观对象的方式或样式。它是由知识、观念、习惯等要素不断积淀形成的主体反映和思考问题的定型化的思维模式。

中国数千年的农业、宗法制度文化塑造了中国人传统的思维方式，造成了中国人观察客观世界具有朴素、笼统的整体观念，注重直觉体悟的思维方式，特别是强调人际关系和谐一致的文化心态。中国传统的思维方式具有注重直接体悟和辩证思维的优点，同时又存在着忽视实际观察和科学实验，轻视分析和逻辑论证等缺点。在人与社会的关系上，中国从整体出发，强调中庸、孝悌等等，个人处于宗法血缘的纽带上，处于家与国同构的网络结构中，个人对社会义务重于权利，整体利益重于个体利益，个人价值要在整体社会中得以实现。中华民族在群体意识的背景下，有强大的凝聚力。但它也诱发出家长主义、专制主义，压抑了人们的个性。在人与自然的关系上，中国重"人道"与"天道"的和谐，即人与自然的统一，人具有与天地相等的地位。人只要忘掉私我，保存本心，便可达到天人合一的境界。它一方面注意从总体、运动和联系的角度看问题，具有整体系统的思想萌芽；另一方面又不能充分认识整体的各个细节，容忍思想的朦胧性，概念范畴的不确定性，从而忽视科学体系的建立，导致了自然科学的落后。

西方文化是在个人自由和竞争的基础上发展起来的，他们的思维方式是在人与社会、人与自然对立的观念上建立起来的。他们重个体意识，讲求自由竞争，讲求个人利益，在人与社会关系中，突出自我，强调个人本位的个体意识。他们把自然看成是与人相对立的异己力量，注重于人对自然的征服。这种思维方式使人富于进取创新精神，也常带来个人主义的恶性发展的后果。

（二）中西方传统文化差异对医德的影响

中西医德的差异，是指在不同的文化环境中，中西方都各自有一套为人们所熟悉、公认有别于其他文化的医德准则和规范，用以调整各种医际关系。在西方，不同国家由于文化发展的差异，医德规范要求也不尽相同。

中国文化传统的特点，使中国医学对人体生命活动和疾病本质等等的认识，都贯穿着矛盾统一的整体观。《黄帝内经》就是朴素辩证法在医学上所取得的光辉成就的典范。在医德要求上，也反映了这种辩证整体的观念，中国历代医学家都提出过在为病人治病时要联系自然环境、社会因素及个体本身的条件进行分析，做到因时、因地、因人而异的行医道德要求。

在处理个人与社会的关系上，中国文化传统认为个人有个性，应重视个人的信念。但从来不是把个人置于社会之上，而是认为个人价值和社会责任是统一的，这种观念也是医德的一个重要规范要求。它要求医务人员要有一种减缓人类病痛的自觉的使命感、责任感。从中国文化的特点出发，中国医学提出了医德修养、慎独等不断提高医德境界的方法和途径。

中国传统的宗法观念，血缘意识也影响了历代医务人员的道德观念，束缚了医学的发展。

在西方文化的熏陶下，西方的医德有着自己的特点。从古希腊起，由于注重对自然的探索，对人本身的探索，认为这不仅是发展医学的要求，也是一种医德要求。古希腊苏格拉底的"知识即道德"对西方道德观念有着深刻影响。资产阶级兴起后反对宗教对科学的束缚，提倡科学实验，主张研究大自然，带来了医学的振兴。当时瑞士医师巴拉塞尔萨斯指出："没有科学实验谁也不能成为医生"，这种对人体奥秘的探索精神，促进了医学的发展。

从古希腊希波克拉底起，历代的医学家都提出过义务问题，康德的义务观点对西方医学也产生了巨大影响。但西方在处理人与社会的关系上强调以个人为中心的价值准则，自60年代以来，西方许多人抛弃了元伦理学，主张重建规范伦理学，并因此出现目的论与道义论之争，后来虽有把两者溶合为"混合义务论"的主张，但并未真正解决两者之间的矛盾。

第二节　中国文化与医德

中国医德是在中国古代文化熏陶下产生、发展起来的。我们要发挥医德的调节职能，就必须站在中国的土地上，从自己的文化土壤中探寻医德的根源，做出医德选择。

一、根植于博大精深文化基础上的优秀医德传统

中国是世界上的文明古国，素称礼仪之邦，几千年的文化传统积淀于每个中国人的道德观念中，塑造了中国人独具特色的道德品格和优秀的医德传统。

（一）中国医德的民族文化标记

中国文化渗透到民族道德心理的各个方面，凝结内化为每个受其影响的人的道德观念，使我国医德带有显著的民族文化印记。

1.“舍生求义”与“莫贵于人”的价值准则

中国传统伦理学家认为，在人的一切需要中，道德需要是一种最高层次的需要，是一切需要中最高尚的需要。他们宣传“以义为上”，要求“见利思义”，主张“舍生取义”。在中国，即使在奴隶社会，奴隶虽不被当作人，但也没有出现过奴隶只是会说话的工具一类的理论。儒家以“爱人”作为自己理论的重要原则，要求人们要克己利人，舍己爱人，“克己复礼为仁”反映了道德的最基本要求，即克制自己的利己心理而达到仁的境界。这些观点，对历代医务人员的医德发生了重大影响。我国古代医学家把医术称为“仁术”，认为行医的宗旨是“济世活人”，行医的目的是为了“普救含灵之苦”。历代名医都主张行医治病要一视同仁，博施济众。受中国传统伦理思想的影响，在个体与整体的关系上，重整

体精神，在个人利益和整体利益矛盾时，道德选择上要求牺牲个人利益。历代医务人员把拯救人的生命，给人以健康幸福作为自己所追求的最高价值目标，为了实现这个价值目标，他们勇于献身勇于牺牲。就是在今天，我们从林巧稚的无私奉献、吕士才的舍生忘死、周礼荣的刻苦钻研等，仍可看到在中国文化土壤中生长出来的医德价值准则的影响。

2. 强调医德的自觉和慎独的修养方法

在道德义务上，我国伦理文化强调行为主体的道德自觉性、责任感，注重在处理人与人关系时的主体自觉性。这种强烈的使命感对医务人员的医德观念发生了重大影响，许多医务人员以治病救人为己任，以医为荣，有的自甘吃苦，以苦为乐。他们把价值观、义务感和公益观有机地结合起来，折射出传统医德理想人格的夺目光彩。时至今日，这种责任感仍激励着广大医务人员。

在中国封建社会中，道德规范能发生那么重要的作用，主要原因之一是它能够同主体自身的修养陶冶紧密相结合，为了使每个人都具有一种道德责任感，中国伦理学家强调个体的道德修养，突出个体的道德主动性，强调在个人道德主动性的发扬中来完善人格。从孔夫子开始，就把"内省"、"自省"作为提高道德境界的主要途径。《中庸》中指出："莫见乎隐，莫显乎微。故君子慎其独也。"他们在修养中防微杜渐，形成一种坚定的道德信念，做到在独自一人、无人监督的情况下也能自觉地坚贞不渝地按照道德规范为人处事。慎独作为一种修养方法，作为一种道德境界对医德观念也发生了重要影响。慎独是在中国文化土壤中生长出来的一朵美丽的道德花朵，是历代医务人员砥砺品行、不断提高医德境界的重要方法。

3. "推己及人"与"易地以观"的行为准则

善于协调群体，强调行为适度是中国道德文化的一大特征，也是中国农业社会文化的产物。在调整人与人的关系中，主张"推己及人"、"将心比心"、"设身处地"，要求别人对自己履行的道德责任，自己义不容辞地对别人也应如此，推己及人就是要人们有对别人尽义务之心。孔子曰："己所不欲，勿施于人"，自己不想要的东西，也不要强加于人。这种行为准则，在医德观上也有深刻反映。清代名医费伯雄说："我欲有疾，望医之相救者何如？我之父母妻子有疾，望医之相救者何如？易地以观，则利心自淡矣。"这实际上也是一种推己及人的方法，在调整医患关系中，要求医生通过自己的欲望要求来推知病人的欲望和要求。

(二) 中国医德的优良传统

中国医德在几千年的医疗实践中形成了优良传统，其代表人物灿若群星，著述多而精辟，涉及面广而深，内容极为丰富，择其要者可以归纳为以下几个方面：

1. 立志于医，须以"仁爱救人"为事业准则

孙思邈在《千金要方》中说："人命至重，贵于千金"。明代医生龚廷贤在《万病回春》中说："医道，古称仙道，原为活人"。仁爱精神是医家必备的基本德性。宋代林通在《省心录·论医》中指出："无恒德者，不可以作医，人命死生之系"。从这一医德原则出发，中国传统医德告诫医家不得存有名利杂念。孙思邈在《千金要方》中说："凡大医治病，必当安神定志无欲无求，先发大慈恻隐之心。誓愿普救含灵之苦。若有疾厄求医者……，一心赴救，无作工夫形迹之心。如此可为苍生大医，反此则是含灵巨贼。"可见，仁爱救人是中国传统医德规范的核心。

2. 志于医道，具有精勤不倦、苦心钻研的治学态度

明代医生徐春甫在《庸医速报》中指出："医学贵精，不精则害人匪细。"孙思邈认为，医学、史学、哲学、文学、天文、地理等都是医生必修的课目，学识广泛才能于医道无所滞碍，否则如

"无目夜游，动致颠殒。"（《千金要方·大医习业》）。中国传统道德指出：学医的人"必须博极医源，精勤不倦，不得道听途说，而言医道已了，深自误哉。"（孙思邈《大医精诚》）。明代徐春甫训诫其弟子说："医惟大道之奥，性命存焉。凡业者必要精心研究，以抵于极，缄谓易以欺人，惟图侥幸。"（《庸医速极》）。

3. 不贪图名利，具备清廉正直的道德品质

清代名医陈修园说："若一涉利心，则贫富歧视，同道相攻，为药欺售，置人命于脑后矣。"孙思邈在《大医精诚》中指出："医人不得恃己所长，专心经略财物，但作救苦之心。"宋代张杲在《医说》中也指出："为医者，须绝驰骛利名之心，专博救援之志。"中国古代医家在收徒时，也特别重视这方面的医德要求。名医李杲与弟子罗天益第一次见面时劈头就问："汝来学觅钱医人乎？学传道医人乎？"可见，不贪图名利是中国传统医德规范中很重要的一个方面。中国古代医家不但重视廉洁，而且重视医生品质的正直与正派。要求医生对任何病人都要一视同仁，不贪财，不贪色，不畏权势，不欺老幼僧俗。

4. 治病救人，有认真负责、不畏艰苦的医疗态度

中国古代医书《本草类方》中指出："夫用药如用刑，误即便隔死生。"因此，中国传统医德要求医家"察色不可不精，审志不可不详，持脉不可不静，辩证不可不细。既责其有，又责其无，既求其始，又虑其后，既达其常，又通其变，必使有济无损，有利无害，慊于己而无怨于人。"（清·抱奇《医彻》）。中国传统医德还特别强调医生行医应不辞劳苦，不畏艰辛。古代医家弟子出徒，老师要送弟子一把雨伞，一盏灯笼。寓意是不能雨夜置病人于不顾。孙思邈在《大医精诚》中明确指出：医生对病人应："见彼苦恼，若己有之，深心凄怆，勿避险峨，昼夜寒暑，饥渴疲劳，一心赴救。"

5. 有端庄宽和的仪表

中国古代医家认为，医生的仪表、言态，不单是医生个人的事，医生的言谈举止都将影响到病人的情绪和对医生的信任程度。因此，医家"学术固思精进，言行变当注重，才能得到病人之信仰。"孙思邈在《大医精诚》中说："夫大医之体，欲得澄神内视，望之俨然，宽俗汪汪，不皎不昧……。到病家，纵绮罗满目，勿左右顾盼；丝竹凑耳，无得有所娱；珍馐迭荐，食如无味；醽醁兼陈，看有若无。所以尔者，夫一人向偶，满堂不乐，而说病人苦楚，不离斯须。而医者欢娱，傲然自得，此乃人神所共耻，至人之所不为，斯盖医之本意也"。

6. 向同行虚心求教

明代龚廷贤在《回春录·序》中说："为医无才，无学，无识不可也，必平心以察之，虚心以应之，庶乎其可也夫"。明代缪希雍在《本草经疏》中说："凡为医师，宜先虚怀"。"况人之才识，自非生知，必假问学。问学之益，广博难量，脱不虚怀，何由纳受?"指出了医生向同行虚心求教的重要性。

7. 尊重同行

明代陈实功在《外科正宗》中写道："凡乡井同道之士，不可生轻侮傲慢之心，切要谦和谨慎。年尊者恭敬之，有学者师事之，骄傲者逊让之，不及者荐拔之。"这些话语重心长，堪为医家座右铭。中国古代医家非常厌恶那些打击别人、抬高自己的恶劣行为，明代龚廷贤在《万病回春》中尖锐批评说："吾道中有等无行之徒，专一夸已之长，形人之短，每至病家，不问疾疴，惟毁前医之过以骇患者"，这种做法是很不道德的。因此，他反复告诫后世"慎勿訾毁，斯不失忠厚之心也，戒之戒之"。

总之，祖国医学道德内容丰富，理论精深，它积极地促进了中国医学的发展，保障了医疗活动的顺利进行。

二、在中国文化土壤中的医德思索

从总体上说，中国文化经过几千年的多样变迁没有衰落，至今仍然充满活力。在这块土地上产生的医德观念，为中华民族的健康做出了巨大贡献。当然，如果我们俯身下窥，也不难发现在无际碧色的底部存有一些陈年败叶。但无论优秀的，还是有缺陷的文化，在中国人的思想深处都与它有着剪不断的联系。因此，在中国进行医德选择，必须从现实的医德关系出发，要把双脚站在自己文化的土壤上。

在我们具有古老文化传统的国度里，现实的医德关系既不同于西方，也不同于非洲，是中国这块土地上出现的医德关系，所以医德选择要考虑到自己民族道德的心理结构，要考虑到社会的接受能力。不顾文化环境对医德选择的制约作用，以为人可以任意选择某种行为，都是想入非非，其结果只能像唐·吉诃德那样变为荒唐可笑的。

从现实出发，并不是说现有的一切都是应有的。处于文化深层结构的传统医德观念，有的同现代医学科学是相适应的，有的正在与之发生着尖锐的冲突。

我们的先民跨入阶级社会的大门，氏族首领直接转化为奴隶主贵族，以后又由家族奴隶制发展成宗族奴隶制。氏族社会的解体在我国完成得很不充分，因而氏族社会的宗法制度及其意识形态残余大量积淀下来。中国封建社会始终没有摆脱氏族社会的遗风，继承和保留了氏族宗法制度，血缘关系被浓缩在家族关系成了一切社会的基础。旧的宗法血缘关系作为维系自身稳定的纽带。伴随着家长制对宗法制的取代，家族关系构成了一切社会的基础，旧的宗法血缘关系被浓缩在家族血缘关系中，它与小农经济相结合，具有了更加牢固的基础，直到今天还有着明显的痕迹，在处于中国文化深层结构中的道德观念里，血缘关系、孝的观念，根深蒂固。有些观念在今天成了医学发展的桎梏。

首先，孝亲观念限制了解剖学、器官移植的发展。据资料表明我国是世界上进行病理解剖最早的国家，但解剖学却处于非常落后的地位。究其原因，是孝的观念在作祟。《孝经》说："夫孝，天之经，民之行也"，"人之行，莫大于孝"。这种观念严重阻碍了我国的医务人员向人体的解剖进军。明代李时珍在其著作中引《孝经》说："身体发肤，受之父母，不敢损伤，孝之始也。"这种观念禁锢了医务人员的头脑，导致了解剖学的落后。与此同时，这种观念也禁锢了一般社会成员的头脑，使我们用于解剖的尸体来源缺乏。另外，这种观念还束缚了器官移植技术的发展。

其次，血亲文化与人工生殖技术的障碍。千百年来，人们奉行"不孝有三，无后为大"。这个"后"要的是自己家族的延续，而不是旁人血缘的渗入。血亲文化严重影响了人工生殖技术在我国的推行实施。这不仅表现在被接受人工生育的夫妇双方要承受传统观念的重压，也表现在供精者因珍惜自己的精血不外传，而不去奉献。

最后，孝亲观念与安乐死的阻力。孟子曰："天下之本在国，国之本在家。"既然家庭是社会的基础，那么，"孝"就成了履行社会义务的重要准则。"孝始于事亲"，于是，社会义务被蒙上了家庭伦理的面纱。在孝亲观念深入人心的中国，很多人不接受安乐死，就是我们医生也有相当数量的人对其持否定态度。在中国农村，很多人一听安乐死如同要将老父老母活埋一样，他们的观念是典尽卖光也要守孝道，为父母治病。

可以肯定，一些传统的医德观念已成为现代医学发展的桎梏。因此，更新不适应医学发展的医德观念，已迫在眉睫。

三、弘扬医德传统，加强社会主义医德建设

社会主义的医德建设，是与社会主义现代化的历史进程联系在一起的，社会主义现代化的每一发展，都为医德发展提出了新的课题和新的任务。医学模式的转变，要求医务人员不仅要注意

病人的躯体疾病，还要注意心理的、社会的因素与疾病的内在联系；现代优生学、遗传工程学等现代医学科技的发展和器官移植，人工生殖技术的推广、应用，向若干传统医德观念提出了挑战；尤其是中国社会主义时期的改革开放，更使得医疗卫生事业和医德观念发生着翻天覆地的变化。改革，促进了医疗卫生事业的长足进步。开放，使得西方的现代化医学科学和文化从敞开的国门源源不断地涌入中国大地。然而，伴随着卫生经济的发展，社会主义医德的调整职能复杂化了，社会主义医德面临的难题更多了。现实使我们已不能固守在原有的医德疆土之上，中国在当今这个开放的世界里，不同文化之间的相互影响、渗透是不可避免的。如何处理好批判与继承、吸收与改造的关系，就成了中国社会主义医德建设面临的突出问题。

（一）吸收别国文化中好的东西，为我所用

打开自己的门窗，让先进的科技之风吹进来，增强我们自身的代谢能力，使我们的文化更具有生命力，使社会主义医德观念保持最佳效应，这无疑是一明智的选择。对文化领域来说，只要保持住自己的优秀基因，无论哪个国家的东西，只要是有益的，都可以拿过来，通过消化而构筑自己的身体。中国历史上曾有多次文化渗入，为中国文化所同化吸收，丰富自身的内容，但没有使中国文化发生断层。对不适应甚至阻碍医学发展的传统医德规定，我们必须扬弃，并在扬弃的基础上加以更新。任何文化中都存在有缺陷的东西，因而任何文化在发展中都有一个扬弃与更新的问题。

在吸收其他文化成果中，必须从中国人的文化心理结构、系统的医德观念与医学科技发展的矛盾出发，对这些医德观念做出新的调整与解释，而不要以其他文化作为参照系来对待自己的文化，围绕着其他文化团团转。如在对待人工生殖技术上，在美国引起的冲突和在中国的就不同。在美国，也有人工生殖技术引起

的道德和法律纠纷，但他们多半涉及人权问题、离婚后的子女抚养义务问题、财产继承问题、夫妻关系问题等等。而中国就不同，上海一对多年不孕夫妇（责任在男方），因女方接受人工授精生一名男婴，被丈夫及家人赶出了家门。我们且不谈法律能否改变几千年的道德观念，就这个妇女被赶出家门的原因看，她没有被丈夫认为侵犯了他的人权，男方也没有怕这个孩子将继承他的财产，而仅是因为这个孩子被视为"杂种"，为男方家庭所不容。这是血亲文化在这个家庭中所起的作用。所以，我们吸收并推行了人工生殖技术，但不能同时用外国的道德冲突去说服中国人。如果我们在这里也大谈人权问题，丝毫也不会触动中国人积淀了几千年的道德观念、宗法意识。所以，吸收其他文化切忌单纯的模仿，道德观念这个处于文化深层结构中的东西是不能依靠引进而改变的。

（二）增强自身的新陈代谢能力

传统医德观念的更新主要靠自我调节功能的发挥。医德观念虽然处于文化结构的深层，但如果能保持良好的自我调节能力，就能使传统的医德观念不断除旧布新，随着医学发展而不断调整、更新。

只要我们是从中国文化土壤这个基点上进行医德思考，进行文化吸收，那么，在代谢中发生的障碍就只会是一些功能障碍。如对安乐死，虽然目前我们从传统道德观念上对此还不太接受，但这只是一种对新的东西有些不消化，只要我们从舆论上对血缘文化进行清理和扬弃，从社会主义的公益原则、价值观念去解释，就会起到一种消化的作用。

因此，在社会主义医德建设中，传统医德观念的更新、发展，一方面靠吸收，并把它渗入到自己文化之中，另一方面是靠自我更新能力的增强。只有这样，才能使传统的医德观念因不断增添新的养分、清除旧的废质而更加富有生命力。

第三节　西方文化与医德

西方医德是生长在西方的文化土壤之中的，它是西方文化的有机组成部分，西方的各种文化成果都对其有着重要影响，使西方医德在许多方面显示出自己的特色。

一、在特定文化土壤中生长起来的西方传统医德

古老而灿烂的西方文化具有几千年的悠久历史，在长期的生产和生活实践活动中，西方用自己的独特方式创造自己的文化，并在这块土地上生长出带有西方印迹的医学科学和医德观念。

（一）西方医德的特点

经过西方文化的熏陶，西方医德带有自己显著的文化特色。

首先，西方传统医德要求对人给予高度的尊重与关注。关心病人的利益，维护病人个人的尊严和权利，是西方传统医德的特点之一。早在古希腊罗马时期，西方著名哲学家普罗塔戈拉就提出了"人是万物的尺度"。虽然中世纪的西方，神学和封建专制制度压抑了人的个性，但14世纪以后，随着西方资本主义经济关系的发展，新兴的资产阶级冲破了宗教神学的束缚，重新恢复了人在西方世界的中心地位，重视个人的价值，维护个人的尊严和权利；解放个性，使个人得到自由发展的人道主义基本思想，在西方文化中处于核心地位，它强烈地影响着西方医德，使西方医德观念处处体现这种"人道主义精神"。古希腊的医圣希波克拉底主张，医生凡"进入任何人之房舍，皆为病人之利益，决不存任何谬妄与害人之企图。"（《论法规》）。18世纪德国柏林大学教授、医生胡佛兰德在《医德十二箴》里也指出："医之处世，唯以救人，非为利己，乃业之本旨也。"西方医德注重病人利益，维护病人个

人的尊严和权利的特点至今仍很突出，在现代西方盛行的生命伦理学中，"人权问题"仍是西方人议论医德问题的基点。

其次，西方传统医德发生作用的领域较宽。随着西方医学的发展和医疗卫生事业的社会化，西方医德职能发挥的作用逐渐扩大。医德规范的内容，已不只针对医患关系和医务人员的相互关系。调整医务人员、医务部门同社会的关系，成了医德规范中的重要部分。18世纪中叶，为穷人、残废人、精神病人和罪犯等争取医护条件的改善，成了医德的重要内容，改善监狱卫生条件、照顾儿童、创立精神病院和研究工人的状况和职业病，成了医务人员工作的重要组成部分。到了19世纪，如何对待战场伤病员和战俘问题，也成为医德职能发挥的重要领域。1847年美国医学会颁发的《医德守则》中，医务界对公众责任被当作重要内容提了出来。

最后，西方传统医德比较注重医务道德的可"操作性"，西方传统医德在其发展过程中，比较注重把医德的一般准则和其他各种准则，渗入到临床医学教学规定中去，因此，西方传统医德规范、守则一般都制定得比较具体细致。希波克拉底在《论法规》、《论古代医学》、《论医生》、《论可贵的品行》和《论箴言》等文章中，详尽地对医生的医术、品行、仪表、传道以及如何进入病人房间、对病人的态度、如何注意病人的房间卫生等等许多方面都提出了具体的道德要求。17世纪中叶西方出现了由行政部门发布的医德文件后，西方道德的规定就更加具体、细致了。胡佛兰德制定的医德原则有12条，1847年美国医学会颁发的《医德守则》就有了三章，十一款，四十九条，其中详细地阐述了医生对病人的责任、病人对医生的义务、医生对其同行的责任、医务界对公众的责任和公众对医务界的义务。

（二）西方医德的优良传统

西方最早论述医德的，是古希腊的希波克拉底，他是西方医学之父，也是西方医德学的奠基人。在他的著作《希波克拉底文集》中，有许多篇文章对医生与病人之间，医生彼此之间所应遵循的行为准则和规范都作了深入的研究和阐述。首先，他提出了"为病人谋利益"的医德准则。这主要集中在《论法规》、《论艺术》和《希波克拉底誓言》三篇著作中。他指出："医术是一切技术中最美和最高尚的"，"它的目的是解除病人的痛苦，或者至少减轻病人的痛苦"。他提出，医生应"尽我之所能与判断力为病人利益着想而救助人，永不存一切邪恶之念"。

其次，他概括出诸多详尽具体的医德规范。在对医生的医术要求上，希波克拉底在《论法规》和《论古代医学》中指出：医生"要想获得正确的医学知识，应当对医术有一种天然的倾向，应当参加好的学派，应当从儿童时即学习，应当有工作的愿望和研究的时间。"他认为医生一定"要使知识确凿"，哪怕作一个只犯小错误的医生"也需要辛勤的劳动"。

在对医生的仪表和品质的要求上，希波克拉底在《论医生》中指出："没有疑问，对医生来说，重要的一点是具有良好的仪表，……因为人们认为不会照顾自己身体的人，也不会照顾别人的身体"。他主张："医生的行为应当诚实，并且在诚实的人面前应当温和和容忍；医生的动作不得冲动，也不可轻率；需保持镇静，态度要和平，永远不应当发脾气，也不应当太放荡。"他在《论可贵的品行》中又说："医生也应具有优秀哲学家的一切品质：利他主义、热心、谦虚、高贵的外表，严肃、冷静的判断，沉着、果断、纯洁的生活，简朴的习惯，对生活有用而必要的知识，摈弃恶事、无猜忌心、对神的信仰。"

对于医生诊治病人具体行为规范，希波克拉底在《论医生》、《论可贵的品行》和《论箴言》中也有详尽的阐述。他说："医生进入病人的房间时，应当注意自己的举止言行；医生的衣着应整齐，态度要沉静，对病人要非常关心，以沉静回答异论不可发怒，在困难面前要保持镇静。最主要是反复地检查，以免错误，医生应当注意病人在叙述自己曾用过什么药时，常常说谎……"，医生

"注意病人的卧榻是重要的，……要避免臭气，不要向病人透露即将发生的事，或者足以惊吓他们的事，因为许多病人会因此而引起不幸"。

对医生与其师长、弟子和同行之间的关系的道德要求，希波克拉底在《誓言》和《论箴言》中指出，医生应尊业亲如父母；对弟子"将以口授，书传及其他方式尽心而传之"；对同行"永远不应做尖刻的争辩，也不应当彼此嘲笑"。

除此之外，希波克拉底对医生不损伤病人健康和保守职业上的秘密也有具体的医德要求。

希波克拉底之后，古罗马医学家盖伦，在西方医德建设上也有过一定的贡献。他认为"作为医生，不可能一方面赚钱，一方面从事伟大的艺术——医学。"他认为最好的医生应当是汇集哲学和多方面的知识用于医学的医生。他说："医生应力求掌握哲学及其分科：逻辑学、自然科学及伦理学"。

古希腊和罗马时期是西方医德发展的一个重要阶段，希波克拉底和盖伦所确定的许多医德规范，被西方医务人员延用了一千多年。当西方社会步入封建时期后，基督教神学统治了西方的一切意识形态领域，医学和医德当然也在其中，因此，西方医德发展便陷入长期的停滞状态中，并且处处被涂抹上宗教的色彩，直到文艺复兴运动一扫宗教统治的阴霾，才使西方医学冲破宗教的束缚而发展起来。

文艺复兴运动摆脱了教会对人们思想的束缚，使科学文化事业进入了一个划时代的进展，医学科学也有了显著的进步。从哈维建立血液循环学说到伯尔纳的《实验医学研究导论》问世，近代医学便牢固地在生物科学的基础上发展起来。随着实验医学的确立和发展，以人道主义为原则的医德也有了较大的进展。

17世纪中叶，在美国出现了由行政部门颁发的医德文件，重点讲了医生接受病人酬谢的道德问题。18世纪，德国柏林大学教授、著名医生胡弗兰德在《医德十二篇》里，就医生的技术、学识、医疗行为、与同行的关系以及如何对待垂危病人等方面的医德问题，作了较详尽的阐述。他指出："不思安逸，不图名利，唯希舍己以救人，保全人之生命，医疗人之疾病，宽解人之苦患，其外非所务矣。"

随着人道主义在医务领域的渗透发展，医德发挥职能的领域也逐渐拓宽，医德不仅面向病人，而且还对残废人、精神病人以及罪犯的处境进行道德论证。美国医生霍华德对当时欧洲管理不善的监狱十分不满，他遍访欧洲各地监狱，在社会上强烈呼吁改进监狱卫生，获得了广大群众的支持。与此同时，精神病学创始人、法国医生平耐尔提出了要以人道主义精神对待精神病人，要尊重精神病人的人格，排除刺激性的语言和行为，给他们以良好的治疗。英国人杜克建立了杜克收容收，为精神病人提供人道服务。

1791 年，英国人托马斯·佩茨瓦尔应曼彻斯特医院所请，起草了《医院及医疗慈善团体职业行为关系方略》，三年后又修改定名为《医学伦理学》出版。1847 年，美国医学会成立，它的第一任务就是拟定医学教育的标准和制定一个医德守则。它所颁发的《医德守则》，以佩茨瓦尔的守则为蓝本，内容涉及医务人员对病人的责任和病人对医务人员的义务、医务人员之间的责任、医务界对公众的责任等等。

19 世纪到 20 世纪上半叶，资本主义国家为掠夺殖民地国家的资源和财产，发动了一系列的战争。在战争中，如何救护战地伤员，如何用人道主义精神对待战俘，成为各国医务工作者共同关心的问题。1864 年，由瑞士发起在日内瓦召开会议，签订了一个《日内瓦国际红十字公约》。公约中有关于改善战地伤病者境遇的规定。其后，由于在第一、二次世界大战期间纳粹医生不顾医务人员的基本道德，参与了杀人和灭绝人性的人体试验，1949 年8 月在日内瓦召开国际会议，签订了《关于保护战争受难者的日内瓦公约》。日内瓦公约规定的各项条款虽然是针对战争中出现的各种问题的，但它既是西方医德的组成部分，又对以后制订医德法规起了促进作用。

西方医德在其发展过程中,受宗教神学的影响是很大的,文艺复兴运动以后,人道主义开始逐步消除医德中的神学思想影响。当然,这种消除有一个过程。在 17 世纪的医德学说中,仍然残存着神学观念的余迹。如 1643 年美国颁布的医德文件中有:"医生不能有向病人要钱的心,除非医治得有效,就那样,他也不应该去要,不过收上帝使病人心中觉得要给的报酬罢了。医生更不能贻误病人,要是已答应去诊视,就得每天最少去一次,……如此他才能有一个洁白良心去对上帝及人类。"到 18 世纪胡弗兰德的《医德十二箴》中才彻底消除了宗教思想的遗迹。

另外,西方医德在其发展中存在着理论与实践脱离的现象。在欧洲中世纪,医德败坏的事例比比皆是。有一首诗,曾深刻反映出医德败坏的情况:"莫作无代价的服务,莫使医圣希波克拉底传授的睿智,白白给病家医治……我们习惯于有施必有受,空口恭维,则我们给山草,高价相酬,我们给以香料和油膏。医生的规条既以明了,所以应强调:取酬,取酬,直到病人啊!啊!叹息不已。"(卡斯蒂格略尼《世界医学史》)。当西方由中世纪过渡到资本主义社会后,此种现象有增无减。在资本主义制度下,无论医务人员的主观愿望如何,他们都主要是为资产阶级服务的。在拜金主义的影响下,相当一部分医生言行不一,向病人伸手要钱时像魔鬼,人道主义不过是一些医德理论家的思想和一些医务人员所追求的目标。在资本主义商品经济条件下,医药商品化严重,许多过分宣传的药品充斥市场,这些都是资本主义在医德领域投射的阴影。

二、现代西方医德发展的现状和面临的挑战与抉择

第二次世界大战以后,西方医德进入了现代阶段,有了较大的发展。

（一）现代医德发展的现状

西方医德进入现代阶段后 30～40 年间，以条约、宣言、条例等形式制定了一系列的医德规范。

1948 年，国际医学会全体大会在日内瓦召开。会议认为《希波克拉底誓言》总的道德精神应该肯定。会议以《誓言》为基础制订了第一个《日内瓦誓言》，作为世界各国医务人员的共同守则。次年，世界医学会第三届全体大会通过并颁布了《世界医学会国际医德守则》。1953 年国际护士会议拟定了《护士伦理国际法》，1965 年在德国法兰克福又作了修改。美国 1957 年确定了新《医德守则》，其后又发布了许多补充文件。1964 年，第 18 届世界医学大会通过了《赫尔辛基宣言》，提出了以人为实验对象的生物医学研究道德原则，1975 年又作了重要修改。1968 年世界医学会通过了《悉尼宣言》，规定了医生确定死亡的道德责任和器官移植的道德原则。1977 年世界精神病大会为精神病学医生规定了专门的医德标准，即《夏威夷宣言》。

随着社会的前进、医学的发展，西方各国政府、医学团体和广大公众对促进医德进步的热情越来越高。1972 年，英国成立了医学伦理学研究会。美国的医德学术活动也非常活跃，除探讨一般医德问题外，还就"保护健康和变化中的价值"、"健康照顾的责任"等专题进行了讨论。美国的《出版图书总目（1979—1980）》（卡斯蒂格略尼《世界医学史》）一书中收集了医德各类书籍达 96 种。

（二）西方医德面临的挑战与抉择

医学模式的转变和医学科技的发展，给医德的进步提出了许多新的课题。

首先，医学模式的转变，使医德必须拓宽自己的职能范围。新技术革命的兴起使工业发展的速度大大加快了，同时，有损于人类健康的社会因素也增多了。生理、心理和社会医学模式的转变，使医德必须拓宽自己的领域。医德不仅要贯穿于医生对病人的生理治疗过程中，而且还应扩展到对病人的心理治疗。医务人员在预防、康复、社会咨询等服务过程中，与人类健康事业有关的一切领域，都成为医德发展职能作用的领地。1973年国际护士协会对护士的基本任务的修改，充分体现了医学模式转化引起的医德规范的变化。1965年《国际护士守则》中规定护士的基本任务是："保存生命，减轻痛苦，促进健康。"1973年认为是："促进健康，预防疾病，恢复健康。"医学模式的转化使医务人员的社会责任加重，医德发展必须顺应这种形势，不断扩展自己的领域。

其次，医学科技的发展，向传统医德观念提出了挑战，现代西方医德正面临着二难选择。现代西方的医学科学的技术正在飞速发展，许多医学科技成果接踵而来，出现了一个又一个医学奇迹，给人类医学史掀开了激动人心的一页。医学科学所创造的奇迹打破了人类生活的平静，它以人为的手段控制和干预人类的生育和死亡，改变着人类的自然进化过程。这些成果表明，人对自身的认识在向前发展、深入，同时也构成了对西方传统道德观念的冲击，这个冲击同西方社会的文化背景交织在一起，出现了新的医德难题，使西方医德面临着二难选择。

医德二难选择，是医德选择的特殊方式，是指让人们在处于两种冲突的利益关系中必须做出行为决断的选择。这种二难，就是面对两种对立而又各自有其存在理由的利益冲突中，使行为主体在选择上感到进退两难左右为难。西方的医学界、伦理学界诸多人士纷纷把医德选择同医德价值问题联系起来，进行比较，因为医德冲突实质上是围绕价值问题展开的。价值是表示客体的存在、作用以及它的变化，对于一定主体的需要及其发展的某种适合、接近或一致。医德在维护人类健康中，具有积极的作用，具有重要的价值。自医德产生以来，它一直以维护人类健康和发展作为自己总的价值目标。但医学的发展是无止境的，医德价值的具体评定标准也不可能是不变的。医德是时代和文化的产物，它的内容是不断变化的。因此，面对医德的二难选择，就必须对医德中的道德冲突进行价值分析，从而做出医德选择。于是，在西方就出现了围绕医学科学的诸问题如生命价值、生存价值、社会价值等进行的一系列的研究和讨论。1978 年世界上第一个试管婴儿诞生后，美国当时的卫生、教育和福利部部长加利芬诺就指示国家伦理学咨询委员会研究有关体外受精的社会、伦理、法律和医学问题。在法国，1983 年 12 月由总统亲自过问，成立了"生命与健康国家伦理咨询委员会"，研究人工生育、器官移植等伦理和法律问题。一些国家、医学会还对死亡标准、生命开端等问题做了大量的研究，提出了很多意见和解决的途径。随着讨论的深入，一些新的医德规范和法律规范也应运而生，如 1968 年美国医学会发表了器官移植的伦理学原则、1975 年美国加利福尼亚州发表了《自然死法》等等。

西方现代关于生命伦理学的最新进展充分表明，它所遇到的医德评价问题都和它的文化背景紧密联系着，提出的一些道德抉择都是由它的文化环境所蕴涵的条件与现代医学科学技术发展产生碰撞而引出的。脱离了西方文化背景及现代医学进展，我们就会把西方生命伦理学提出的一些问题，视为无法理解的怪问题。

思 考 题

1. 在更新与发展我们的医德观念时，所应注意的医德与文化问题是什么？
2. 中国传统医德的文化特点是什么？
3. 西方医德的文化特点是什么？

第三章　医德的基本原则、规范

医德的基本原则、规范是医学伦理学的重要组成部分。医疗卫生人员在职业领域内，要围绕人类健康这个宗旨同社会上的人们发生各种各样的关系，并使自己置身于关系网络之中，从而也形成了各种各样的医德要求,而这些医德要求通过医德的原则、规范表现出来。

第一节　医德的基本原则

医务工作以人为对象，以治病救人、提高人类健康水平为目的。治病救人、救死扶伤是医德诸要求中的一个最基本的宗旨，人道主义是医德的基本原则。医德的基本原则是在医务工作中调整医务领域人际关系的根本准则，它在医德的整个规范体系中居于核心的地位，是贯穿整个医德规范体系中的一条主线，是衡量医疗卫生人员品行的最高标准。

一、人道主义确立的客观依据

医德是用自己所独具的特殊方式调整人与人关系的，医疗人际关系是其调整职能发挥的对象。在医疗人际关系中，医疗行业确保人类健康与人的健康需求是最基本的关系，这种最基本的关系所产生的医德要求就是治病救人、救死扶伤。因此，医德要发挥它的调整职能，就必须以体现人的健康为中心的人道主义要求为宗旨。古今中外的医家都把治病救人作为行医的根本目的。古希腊医家希波克拉底说："我之唯一目的，是为病家谋幸福"（《希波克拉底文集》）。中国唐代医家孙思邈说，行医就是为了要

"普救含灵之苦"（《大医精诚》）。明代医家龚廷贤说"医道，古称仙道，原为活人"（《万病回春》）。可见，关心同情病人、救治病人生命是自古以来历代医家所尊奉的医德基本原则。当然，古代的医家并没有明确提出人道主义这个概念。人道主义从词的产生历史来看，是在文艺复兴后期，但它本质上是一种价值观念，它强调人的价值，主张人具有最高的价值，这种价值准则是同医德中的总体价值标准一致的。古代医家虽然没有明确提出人道主义这个概念，但以治病救人为中心的人道主义要求却是伴随着医学的产生而产生的。所以，我们可以也应该用人道主义这个概念来概述医德发展的历史，用人道主义作为医德的基本原则。

二、医德人道主义发展的不同阶段

医德人道主义思想源远流长，它伴随着医疗实践活动的发展而发展，并在其发展过程中内涵不断丰富，外延不断扩大，从而呈现出不同的发展阶段。

（一）古代医学阶段的人道主义

古代医学阶段的人道主义思想与古代医学结合在一起萌芽、发展。我国是历史悠久的文明古国，相传伏羲、神农是最早的医疗活动的实践者，他们"尝百草"，"一日而遇七十毒"，是为了"拯夭枉"，"令民知所避就"，体现了人道主义的朴素意识。随着社会分工的发展，也使人道思想得到丰富。一些医家提出了很多医德的人道主张，把这些思想集中起来可以归纳为以下几个方面：

（1）尊生。孙思邈指出："人命至重，有贵千金。"（《备急千金要方》）。程国彭说："性命攸关，其操术不可不工，其外心不可不慈。"（《医学心悟序》）。龚廷贤也说："医乃生死所序，责任匪轻。"（《万病回春·医家病家通病》）。均体现了尊生思想。

（2）对病人仁爱、慈善、同情。杨宗说："夫医者，非仁爱之士，不可托也。"(《物理论》)。孙思邈说："凡大医治病……先发大慈恻隐之心"，"见彼苦恼，若己有之，深心凄怆"，"人所见恶见者，但发惭愧凄怜忧恤之意，不得一念蒂芥之心"。(《千金要方·大医精诚》)。

（3）尊重、关心、体贴病人。龚廷贤说："凡医家延医，乃寄之以生死，理当敬重。"(《万病回春·医家病家通病》)。在明代《小儿卫生总微论方·医工论》中，有"凡为医者，性存温雅，志心廉恭，动须礼节，举乃和柔"之说。陈实功在《外科正宗·医家五诫十要》中体现了对贫富患者的关心，说："贫富之家及游食僧道衙门差役人等，凡来看病不可要他药钱，只当奉药，再遇贫难者，当量力微赠，方为仁术。"

（4）平等待病人。孙思邈说："若有疾厄来求救者，不得问贵贱贫富，长幼妍媸，怨亲善友，华夷愚智，普同一等。"(《千金要方·大医精诚》)。龚廷贤和陈实功也有类似的说法："贫富虽殊，药施无二"(《万病回春·医家病家十要》)；"凡病家大小贫富人等，请理之即便往之"(《外科正宗》)。

综上所述，我国古代医家的医学道德思想闪耀着灿烂的人道主义之光，而且我国古代还涌现出了许多千古流芳的医德楷模，这些理论和实践共同构成了我国古代医学文化的魂宝，并为世界医学人道主义的确立提供了丰富的养料，对东西方许多国家的医学伦理和医疗实践产生了重要的影响。

古代世界文化中心除了中国还有希腊、印度等。古希腊医学大多在公元前6~公元前4世纪形成。其中最著名的哲学家兼医师的代表是希波克拉底。他是古希腊医学的创始人、西方医学的奠基人，被称为医圣。希波克拉底不仅医术高超，而且医德高尚。他在自己的著作中对前人的医学伦理思想进行了概括和总结，对医患之间、医生之间的行为规范作了系统的研究和阐述，为医学伦理思想的形成和实施作出了杰出的贡献，《希波克拉底誓言》集中反映了他的医学伦理思想，朴素地表达了人道主义的精神。文中说"无论置于何处，遇男或女，贵人及奴婢，我之唯一目的，为病家谋幸福。"这是明显的平等观念。"凡我所见所闻，无论有无业务关系，我认为应守秘密者我愿保守秘密。"这段文字，体现出他对病人的尊严及权利的维护。希波克拉底一生以《誓言》为信条，把毕生的精力献给了希腊人民，深受希腊人民的崇敬和爱戴。

古代医学道德的著名代表人物还有阿拉伯医学家迈蒙提斯（Maimonides，1135～1208）。《迈蒙提斯祷文》与《希波克拉底誓言》一样，也是西方医德的经典文献之一，文中写到："启我爱医术，复爱世间人……愿绝名利心，服务一念诚，神请求体健，尽力医病人，无分爱与憎，不问富与贫。凡诸疾病者，一视如同仁。"

在古印度，公元前5世纪的《名医妙闻》中说："医生要有一切必要的知识。"公元前1世纪名医罗迦也说："医生治病既不为己，亦不为任何利欲，纯为谋人幸福"，这些论述都体现了人道精神。

中外的这些人道思想，为后来人道主义的发展奠定了坚实的基础，提供了丰富的思想养分。但这个时期的人道观念，由于受医学科学发展本身的限制，在处理医患关系中，虽然医生有拯救病人疾苦的强烈愿望，但在医疗实践中却经常使医生的救治愿望难以实现，使这种救治愿望往往停留在关心、同情、怜悯患者上；另外，又由于医德处于刚刚产生阶段，因此，医德规范还很不完善、不系统；医德作用的范围也基本局限在医患关系上，而且由于缺乏医学科学的基础，使一些医德规范也不同程度上染上了神学的色彩。

（二）实验医学时期的人道主义

中世纪的西方，一切意识形态都成为神学的婢女，古希腊文化衰落后遗留下的一切科学和哲学都臣服于宗教神学，不冲破神学蒙昧主义的藩篱，就不可能有医学科学的发展，也不可能有人道主义的振兴。

14世纪以后，随着西方资本主义经济关系的发展，出现了文艺复兴。在自然科学方面，新兴的资产阶级反对宗教的束缚，提倡科学实验，主张研究大自然，要求认识和研究人本身。在伦理思想上，资产阶级否定宗教道德，反对教会和封建专制制度对个性的压抑，注重对自然和人的本性的研究。这样的文化带来了医学科学的发展，使医学转变到科学实验的基础上，使医德步入到实验医学时期的人道主义阶段。

实验医学时期的人道主义有着鲜明的特点：

（1）建立在科学的基础之上。实验医学时期的医学人道主义基本上摆脱了"神"的影响。一些医学家在"认识自己"的思想支配下，开始对人体进行解剖研究。人们以科学实验的大量事实驳斥了神学关于上帝造人的无知妄说，纠正了许多传统的错误观点。生理学、病理学以及一系列科学的临床诊断、治疗方法相继诞生，从而为人道行医奠定了科学的基础。由于迷信而产生的道德戒律，如禁止尸体解剖、禁止堕胎等相继被抛弃。此外，麻醉法、消毒法、外科防腐法等的发明，也保证了人道行医愿望得以实现。实验医学阶段的一些医家不仅明确地提出了为人道而行医，而且在实践中为人道主义原则找到了坚实的科学基础。

（2）形成了比较完善的人道主义规范体系。随着社会的进步，医学科学的发展和人道主义思潮的深刻影响，医学领域原有的人道意识和思想开始系统化和理论化，一些新的具体的行医准则和法规被不断制定出来。突出表现在：第一，医患关系方面提出了医患双方的平等地位，强调了病人的权利。自古以来医德总是从医家的方面要求尊重、关心、爱护病人，病人是求医被动的一方。近代医学阶段在人权主义的影响下，病人要求治疗疾病，维护自身的健康的愿望开始被确认为一种基本的权利。1793年法国病人为了改善医疗条件，曾发生了大规模的病人权利运动。一些西方国家正是在这种运动的推动下开始重视制定病人的权利法。第二，医德行为准则由个体推向群体，拓宽了医德作用的范围。医院的出现 使行医由个体行为变为集体合作行为。因此协调医疗行为中的各种关系已经十分重要，胡弗兰德的《医德十二篇》里，就提出了在查房、会诊和处理病人与诊治医生关系等道德问题。1791年英国帕茨瓦尔专为曼彻斯特医院起草了《医院及医务人员行动守则》，并著有《医学伦理学》，于1803年出版。1847年美国医学会也颁发了《医德守则》，内容包括医生对病人的责任和病人对医生的义务、医生对医生及同行的责任、医务界对公众的责任、公众对医务界的义务等。第三，提出了对各种病、伤、受难者给予人道的医疗护理，包括对精神病患者、囚犯、战俘的一系列国际医德的法律文献相继产生，从不同方面提出了国际性的医德守则。

实验医学阶段，医德人道主义原则得到了深刻广泛的发展，它突破了原有医患关系的局限，涉及到医疗行为和人类健康的各个领域，在更为广阔的领域中发挥着作用。

（3）局限在生物医学模式的范围内，建立在近代实验科学基础上的生物医学模式，决定了这个时期的人道主义也必然要局限在对"人"的抽象、片面的理解上。最具代表性的是18世纪法国医生、唯物主义哲学家美特里说的"人是机器"的著名论断。这种见物不见人、治病不治心的看法，忽视了人的由大脑统率的整体性、意识性、社会性和主观能动性的特征，在理论上和实践上也产生了不少消极影响。如在医患关系方面出现了物化的趋势，把疾病与病人相分离，减少了医生与病人之间的感情交流；人道主义的规范原则只重视片面，对躯体的一般要求，只有建立在现代科学技术基础上的人道主义的医德原则和规范才能实现对真正意义上"人"的全面协调的优良的服务。

（三）整体、综合医学时期的人道主义

随着社会现代化和医学的发展，人类疾病谱和死因谱都有了很大改变。一些传染病、寄生虫病、营养缺乏已不再是威胁生命的主要疾病。而社会性、心理性的致病因素对躯体健康的损害却日益严重。人们必须从生物、心理、社会的因素综合考察人类的健康和疾病。并采取相应的措施来防治疾病，增进人们的健康。社

会的需求导致了生物、心理、社会医学模式的诞生，医学进入整体医学的新阶段。

整体医学立足于生物、心理、社会等多学科的基础之上，认为人不仅有自然属性，还具有社会属性，疾病和健康不仅要从生物学方面考虑，更应该重视心理、社会因素，把人的生物、心理、社会属性当作一个整体来研究，只要处于平衡状态（自然、社会、心理、生理）并且相互协调运动，便处于健康状态，反之则为疾病状态。新的医学模式无疑是人类自我认识的新阶段。建立在对人的概念全面科学认识基础上的现代医学阶段的人道主义，比以往任何阶段都更加完备深刻，现代医学与人道主义紧密结合在一起，并具有以下新特点：

（1）社会公益原则成为医德人道主义的新内涵。以往阶段的人道主义要求医务人员只要尽心尽力关心病人，为病人解除痛苦，就是人道的；而在新的医学模式下，医务人员面对的不是单个病人，而是整个社会。他要考虑的不仅是病人的健康，还要考虑病人之外的其他人的健康，要考虑自己行为的社会责任和医疗活动的社会后果。也就是说医疗行为的动机和效果既包括单个人的需求和愿望，还包括社会群体的利益和发展。

随着社会现代化进程的加快和医学社会化的迅速发展，卫生事业的发展纳入社会整体发展的轨道，与社会经济发展同步进行。在卫生方针和政策的制定中，在卫生资源分配中，都要坚持公益原则，面向公众，有利于广大人民群众的健康利益，人人享有健康的战略无疑使人道主义得到空前广泛的实施。

新的医学模式渊源于人们的健康需求和医疗实践，同时又极大地推动了人们对生命、死亡、健康和疾病的认识。全球性的安乐死讨论，部分国家和地区为此立法，器官移植被越来越多的人们所接受实施，重视 DNA 技术的控制和发展，优生与计划生育的普及推广，这一切都是人们解放思想、摆脱传统观念的束缚，站在科学的立场上，站在他人和社会整体利益上的选择。尊重人、关心人、以人为中心的人道主义思想在其本质上是一种价值观念，它强调人的价值，主张人具有最高价值，这种价值观念在现代医学阶段得到升华发展，现代医学阶段的人道主义是生命神圣与生命质量和生命价值相统一，社会公益原则成为医德人道主义新内涵。

（2）人道主义与现代医学相融合。现代医学科学研究认为，人类疾病不仅可以由生物、理化等躯体因素所致，也可以由心理、社会因素所致，药物治疗同样也存在着药理效应和药物心理效应。人是一个整体，人的心理活动和躯体功能是不能分割的。有的学者认为，现代社会由社会、心理因素为主要原因引起的心身疾病的发病率占人类疾病总数的 50～80%，人们必须从一个统一的、完整的角度来考察和研究人类的健康和疾病。整体医学成为当代医学科学的新体系，心身医学成为现代医学的带头学科。

心身医学、整体医学的基本核心思想就是尊重病人、关心病人，最大限度地促进人类健康事业的发展。突出的例子是罗杰斯提出的"以病人为中心的心理治疗方法"，这种方法是医生让病人自行解决自己的矛盾，消除症状，改善社会适应性，恢复健康，医务人员起着推动、协助的作用。

医患关系通常表现为技术方面和非技术方面（指道德方面），但在巴林特诊治法和理论体系中二者趋于融合。他的著作《作为药物的医师》和《作为患者的疾病和医生的疾病》中充分表达了这种观点。他认为医生应该与患者紧密结合，这样可以起到有效的"保证和劝慰"作用，如果不能深入了解病人，不仅不能成为药物，反而会变成"毒物"。巴林特认为，当面接触病人，理解病人的心理，"倾听"病人的主诉、陈述，是为了在更深入的水平上作出判断，这是临床医学的主要技术之一。他认为，真正的心理治疗和短程心理疗法，不仅是一种常规治疗方法，而且应该像外科手术刀和其他医疗工具一样得到普及。总之，不论是罗杰斯的治疗方法，还是巴林特的理论以及当前国际上其他一些学者提出的人道主义或人本主义的医学思想，都提出了一种新型的医患关系，体现了新的医学指导思想。虽然我国古代就有把医学伦理道德，包括对病人的态度，作为医疗实践的一部分，但是只有到现代医学阶段才成为一种世界潮流。

（四）社会主义时期的人道主义原则

社会主义社会是人类社会发展的一个崭新阶段，社会主义时期的人道主义原则是在继承吸收历史上的宝贵医德遗产的基础上，具有社会主义特色的人道主义原则，对整个社会主义历史时期的医德建设具有重要的指导意义。

我国社会主义医德的基本原则是：防病治病，救死扶伤，实行社会主义的人道主义，全心全意为人民的身心健康服务。

1. 防病治病，救死扶伤

防病治病，救死扶伤是社会主义医疗卫生工作的核心内容和基本任务，是实现人类健康总目标的具体途径，也是医务工作者为人民、为社会服务的方法和手段。但是还不仅仅如此，防病治病，救死扶伤还是社会主义卫生工作的指导思想，体现了社会主义时期人道主义的新特点。

预防为主，防重于治，这是我国社会主义卫生事业的一贯指导思想，它集中体现了我国社会主义制度优越性。防先于治，防重于治的思想虽然我国自古就有，即"不治已病，治未病"，但是真正实现这一愿望还是在社会主义制度建立以后。40多年来，在党和政府的领导下，以医疗卫生部门为骨干，广大人民群众直接参与，大力开展爱国卫生运动，在全国普遍建立城乡两个三级医疗卫生保健网，卫生科技水平迅速提高，部分严重危害人民健康的疾病已得到控制或基本消灭，人民健康水平显著提高，平均期望寿命由新中国成立前的 35 岁提高到 70 岁，婴儿死亡率由 200‰下降到 31.4‰。我们的卫生投资只有美国的 1/40，却使国民健康指标迅速接近发达国家水平，取得了世界瞩目的成绩。实践证明预防为主的方针是最经济、最有效益、最人道的防治疾病的方针。

我国目前的卫生工作正处于生物医学模式向生物、心理、社会医学模式的转变时期，随着工业化、城市化、人口老龄化进程的加快，与生态环境、生活方式相关的卫生问题日益加重，慢性非传染性疾病患病率上升，一些传染病、地方病仍危害着人民健康，有些新的传染病对人民健康仍构成重大威胁。而我国又是一个人口众多、卫生投入不足的国家，要实现"人人享有健康"的目标，就仍须坚持预防为主的方针，预防为主的方针不仅适合于传染病，而且对现代文明病也是适用的。生物反馈治疗理论提示我们，现代病、文明病存在着病前自我心身再调整的机制和早期防病的可能性，预防失败再进行治疗。因此，社会主义时期的医疗卫生工作者必须摆正防与治的关系，积极投入健康教育，开好健康处方，这是现代医学的要求，也是社会主义医德原则的要求。

2. 实行社会主义的人道主义

实行社会主义的人道主义是社会主义医德的基本原则和内容。社会主义的人道主义是对历史上人道主义的继承和发扬，和资本主义的人道主义有着本质的区别：

首先，社会主义的人道主义是建立在社会主义公有制基础上的人道主义。社会主义社会的经济制度从根本上保证了人和人之间的平等关系，真正实现了尊重人的生命价值，维护人的生存与健康的基本权利。

其次，社会主义的人道主义有社会主义的政治制度做保证。历史上绝大多数医务工作者，都是劳动人民群众的组成部分。因此，在一定意义上可以说 人道主义是反映着劳动人民的利益，是属于劳动人民的道德。社会主义国家制度是代表广大劳动人民利益的国家政权组织形式，在社会主义制度下的人道主义不仅是医疗卫生工作者的职业道德，而且也是政府部门制定卫生工作方针、政策，推动卫生事业发展的行为准则，从而实现了国家利益和人民群众利益的统一。

第三，社会主义的人道主义与我国卫生事业的性质相适应。我国社会主义的卫生事业是政府实施一定福利政策的社会公益事业。医疗保健的根本目的不是追求利润，而是坚持社会效益第一，最大限度地保护和增进人民的健康，为社会主义现代化建设服务。近年来我国政府对城镇职工医疗保障制度进行改革，建立和推广了适合我国国情的健康保险制度，但仍然是取之于民，用之于民，体现了社会公平，同时又能满足人民群众的多样化需求，而且有很多医疗保健服务仍然是低费限价的，社会主义卫生事业的福利政策可以使社会成员普遍享受到基本的医疗保健服务。

第四，社会主义的人道主义是社会主义道德的组成部分。社会主义道德是社会主义制度建立后的一种新的道德类型，是社会主义制度下每个公民应该履行的道德义务。以往任何时期的人道主义道德原则和规范，总是部分先进分子的思想和行动，而社会主义的人道主义具有最广泛的道德约束力，全体医务人员都必须遵守人道主义原则，反对一切利用行业优势损害社会和人民利益的行为。

3. 全心全意为人民的身心健康服务

为人民服务是一切职业道德的基本原则，全心全意为人民服务是共产主义道德的基本要求，也是我国社会主义社会先进分子、共产党员和党员领导干部身体力行的行为准则。全心全意为人民健康服务是共产主义道德要求在医疗卫生领域中的具体体现，是医务人员道德行为的最高标准和崇高的医德境界。医疗卫生工作以人的生命和健康为工作对象，科学性强，责任重大，需要富有同情心和牺牲精神。职业的特点要求道德的高境界，医疗卫生工作者是社会主义社会道德水准较高的群体。全心全意为人民健康服务指明了医疗卫生部门职业道德建设的方向。

为人民的身心健康服务，这里所指的健康不仅是"人体未发生异常生物学变量"，而且是"个体在身体上、精神上和社会上的完满状态"。医务工作者不仅是医治躯体疾病的专家，同时他们还要医治人类心灵上的损害和创伤，成为提高人类思想道德素质的灵魂工程师。

　　总之，防病治病，救死扶伤，实行社会主义的人道主义，全心全意为人民健康服务，是构成社会主义医德基本原则的有机整体，它集中反映了社会主义医德的本质特征，是医疗卫生行业正确处理行业内部及外部关系所遵循的根本指导原则。

第二节　医德的规范

　　医德的一个很重要的特点，就是它有着特殊的多层次的规范体系。在古今中外的医德规范体系中，除了以人道主义作为医德规范体系中的核心、总纲外，还有一系列围绕着医德基本原则而制定的具体的医德规范，来调整医疗人际间的利益关系。

一、医德规范的一般概论

　　规范是人类社会生活中普遍存在的现象。就最一般意义说，规范是指约定俗成或明文规定的标准、准则。在现实生活中，有各种各样的规范。在众多的规范中，医德规范有着自己鲜明的特点、特殊的作用领域和特殊的调节方式。与医德原则相比，医德规范是具体的，可变的，它总是随着社会的变迁、医学的发展而不断更新，以适合时代和人们的新需要。

（一）医德规范的性质

　　医德规范是一定社会、一定医学发展水平上人类因健康需求而对医务人员的行为提出的基本要求，从古至今，医德的规范经历了不同的表现形式，但是，它们都有其客观的基础。医德规范本身，是一种客观的要求和人们主观意识相统一的结果。一方面，医德规范是在医务人员长期的医疗实践活动中，人们对医务人员行为的某些客观要求。这些客观要求不是人们头脑中臆造出来的，它是基于人类健康要求而产生的客观需要，是在医疗实践中逐渐形成的行为标准和善恶标准。这些要求和标准在不自觉的过程中，以习惯或风俗等方式一代代固定传递下来。另一方面，医德规范又凝聚着人们的主观因素，它作为医德关系的反映形式，是非客观性的、属人的东西。而且，同一时代所产生的不同的医德规范，也表明医德规范形成中人的主观因素的作用。因此，可以说，医德规范是人们在长期的医疗实践活动中逐渐形成的医德习惯，是传统方式所固定的对医德要求的集中客观反映；另外，又把这些医德要求加以理论概括和总结，并通过一定的思想形式和社会途径直接变为调整人们之间医德关系的行为准则，所以医德规范是客观要求与主观认识的统一。

（二）医德规范的特点

医德规范的内容和实质被医德原则所规定，有什么样的医德原则就有什么样的医德规范。但是医德规范作为在医德原则下具体的行为准则，在不同的社会条件下，在不同的医学科学发展水平下，在一定的医德规范体系中，医德规范具有自己显著的特点。

1. 职业性与民族性的统一

医德规范是在医务职业活动中产生的道德要求，它具有鲜明的职业性。社会对不同职业的人产生不同的职业要求，道德要求。医务工作的职业要求是提高人类健康水平，防病治病，因此，医德的规范就是围绕人类健康这一宗旨而构建的，它要通过一系列的医德规范去确保人类的健康利益得到实现。当然，在阶级社会中，不同阶级的道德会对医德产生不同的影响，会使医德规范的提出带有阶级的烙印，但从根本上，医德不等同于阶级道德，它的规范带有鲜明的职业性。

同时，医德规范作为具体的道德要求，又是同它周围的文化环境分不开的，使之带有民族性。就我国的医德来说，我国的医德规范深深植根于我们中华民族的博大精深的文化土壤之中，我们民族的重群体观念，重修养践履，重奉献精神等等都在古今中国的医德规范中有所反映。另外，我们强调医德规范的民族性，也就是说，作为医务工作者，要更好地实现救死扶伤的良好愿望，就要了解并尊重自己所处的民族道德传统，立足于自己民族的文化土壤之上，在自己的民族道德观念的基础上进行医德选择。

2. 现实性与理想性的统一

在现实生活中，医德规范既具有现实性，又具有理想性，是现实性与理想性的统一。所谓现实性就是可接受性和可行性，所谓理想性就是应有性、道德要求的典型性。一方面，医德规范是对现实的医德关系的概括，是人们在一定的社会条件下道德水平和道德觉悟的产物，因此，这些医德规范才具有现实的可接受性和可行性，成为调整现实的医德关系的行为准则，从而制约着医务人员的道德行为；另一方面，它还体现医德上的更高要求，因而具有一定的理想性。因为任何医德规范，如果只有现实性，人们不必经过努力就可以做到，那它也就失去了规范的作用，医德规范必须是源于现实又高于现实。也就是说，一定的医德规范人人都可以达到，然而又不是人人都能达到的。因此，医德规范是现实性和理想性的统一。

3. 范例性与禁条性的统一

医德规范既是人们行为的范例，又是行为的禁条，是范例与禁条的统一。医德的调节作用主要靠医德规范去实现。医德规范的调节作用主要表现在两个方面，一方面是范例作用，医德规范正面作用的发挥，往往通过范例的作用体现出来，而范例则表现在道德榜样上，体现在医德的正面要求上；另一方面，表现为禁条作用，医德规范的提出，就是要医务人员按照一定的规范去行动，而不是违背规范的要求去行动，这样，同时就禁止了某些其他不道德的行为。当然这种禁条作用仍然具有道德的特点，不是靠某种强制手段实现，而是靠社会舆论的力量来实现的，并且最后还要通过医务人员的内心信念起作用。总之，如果说范例体现了医德规范的正面要求，从积极方面告诉医务人员应该如何做的话，那么，禁条则从反面告诉医务人员不应该如何做。

4. 整体性与层次性的统一

在一定医德规范体系中，医德规范都是医德原则的具体体现，受医德原则的制约，从而形成一个以医德原则为核心的有机整体。但各种医德规范同医德原则的联系有远有近，对医德原则的体现有深有浅，从而形成了医德规范的层次性。这种层次性还表现为同一医德的具体内容和要求也是多层次的，从最低的要求到最高的要求形成一个医务人员道德进步的阶梯。这些阶梯，贯穿着一个基本的精神，依次增进构成这一医德规范的整体性。

医德规范的上述特点，使医德规范具有广泛的适用性，能够执行医德的调整、教育、认识和激励等多种职能。

二、社会主义医德规范的基本内容

1988 年卫生部颁发了《医务人员医德规范及实施办法》，成为社会主义时期第一个明确具体的医德标准。它是对医务人员的基本要求，也是医务人员必须遵循的行为准则，其基本内容如下：

（一）热爱专业，认真负责

这是医德基本原则在医德规范中的具体反映，是社会主义医德规范的最基本的要求。

热爱专业，就是热爱自己的本职工作，就是人们常说的"爱岗敬业"，这是所有职业道德的共同的基本要求。

医务人员热爱专业首先要对自己的职业有一个正确的认识。医疗卫生工作是社会主义现代化事业的重要组成部分，卫生事业的改革与发展已列入社会发展的整体目标，随着经济的发展和人民生活水平的提高，人们对健康的需求日益增高，卫生保健、生老病死涉及到每一个家庭和个人的切身利益，越来越受到普遍的重视。医疗卫生工作者应该树立职业的光荣感和自豪感，防病治病，救死扶伤是最神圣、最伟大的事业。热爱自己的工作是做好工作的前提条件。

热爱专业，爱岗敬业，还包涵着热爱病人，要满腔热情地对待病人，尊重病人的人格、意见和要求，而不能"爱病不爱人"，无视病人的痛苦，麻木不仁，要把病人当做亲人，不是亲人胜似亲人。

认真负责，就是指医务工作者对病人健康所承担的道德责任，它要求医务工作者把人民的健康放在第一位，"病人至上，服务第一"就是负责精神的集中体现。

认真负责首先要求具有严谨的科学态度，医学是一门十分复杂的科学，不论是临床、科研、预防和护理都有不同的特点和规律，即使同一种疾病在不同人的身上也表现各异，因此在工作中特别需要"不唯书，不唯上，只唯实"的严谨科学态度，任何"想当然"都是不允许的。

认真负责还要求具备细致准确、一丝不苟的工作精神，我们要认真对待每一个病例，每一次诊断、检查、治疗和护理，稍有粗心大意就有可能致人伤残，甚至危及生命，因此坚决反对漫不经心、敷衍了事、马马虎虎、自行其是的不良行为和作风。

认真负责还要求医务人员勇于承担风险，如果明知有希望而害怕承担风险不去积极治疗抢救，就是对病人健康不负责任的表现。

医务人员的负责精神还应该表现在尽最大的努力和可能，争取最理想的治疗效果。如果在条件允许或者经过努力可以做到而没有达到最佳效果，可以避免的副作用未能避免，不应当致残者致残了，不应当死亡者死亡了，即使病家没有追究，医务人员在道德上也应受到谴责。

认真负责还应表现在,医务工作者在保证病人康复的前提下,尽可能顾及病人及其家庭、社会各方面的利益,尽可能减少经济上的支出,把对病人负责与对社会负责统一起来。

(二) 不断进取,精益求精

这个规范是医德原则的进一步引伸和具体化,是人道主义原则对医务人员业务技术上的基本要求。

医务人员是通过医疗技术去实现自己的崇高职责,保障人民健康的。如果没有精湛的医疗技术,防病治病、救死扶伤就是一句空话。所以,任何一个真正具有社会主义医德的医务工作者都必须刻苦钻研医术,对技术精益求精。

不断进取是一种积极的人生态度在事业上的集中体现。在科学的道路上,没有平坦大道,只有不断攀登,任何消极、悲观、懒散都不会伴随事业的成功,不断进取是医学科学工作者的品格。

马克思主义认识论告诉我们人们对真理的认识是永远不会穷尽的。精益求精正是医务工作者发现真理、推动医学科学发展的过程,是真正的科学精神。同时精益求精还是实施人道主义的客观技术标准。

不断进取,精益求精,就是要求医务工作者跟上时代的步伐,追踪科学的发展,不断更新知识,完善技术。尤其在科学技术日新月异发展的今天,医学科学已成为多学科相互交叉、渗透庞大的整体医学体系。继续教育代替了终生教育,只工作不学习很难胜任今天的医疗卫生工作,所以社会主义社会的医务工作者要学习,学习,再学习。

不断进取,精益求精还要求医务工作者在诊断、治疗、预防等各种医疗措施的选择、实施中,要最大限度地减少病人的痛苦,减轻或克服医疗缺陷,争取最佳医疗效果,决不草率从事;还要求医务工作者不断探索新技术、新理论,攻克疑难病症,填补医学空白。

（三）清廉正直，平等待人

清廉正直，平等待人是奉行人道主义原则所必然要遵循的一个规范，尤其在市场经济条件下，奉行这一规范更显得迫切和重要。

医务人员的清廉正直，主要是指不以医谋私，不能把自己的本职工作（如手术刀、处方权等）当作筹码，换取非法收入，诸如索取"红包"、礼物，拉关系，走后门等，更不能为了拿回扣，不顾病情需要与否，滥用乱开各种药物和检查，损害国家、集体和病人的利益。市场经济条件下，医务工作者要自觉抵制拜金主义的影响。

正直是指人们的思想境界要明亮，是人的可贵品质。医务工作者的清廉正直不仅表现在物质上，还表现在精神上，如：不追逐名利，不弄虚作假，不谎报成绩，以及不以不正当手段骗取荣誉等等。

平等待人是人道主义原则的直接要求。病人不是贵族，也不是奴隶，医务人员不是雇工，也不是救世主。医患之间是平等合作的同志关系，应平等对待所有的病人，不"以貌取人"，不"以势力看人"，也不"以施恩者自傲"。尤其在以社会、心理因素为主要原因引起的心身疾病的治疗中更需要医患双方的朋友式的合作才能实施，取得好的疗效。

（四）团结协作，共同提高

团结协作，共同提高，这既是社会主义道德的集体主义原则要求在医务领域的具体体现，也是人道主义原则下由今天医疗活动中的集体性的特点所决定的。

团结协作，是医疗活动集体性的特点所要求的。随着科学技术的发展，现代医学的专业分工更加细致，各种医疗手段早已超出了个体劳动的范围。离开了团结合作，医疗活动往往无法进行。一个简单的手术都需要合作者，而疑难病症的诊断治疗、复杂医疗仪器的使用，则更不能离开群体的合作。

要团结协作，就要树立整体观念，正确认识自己，学会尊重别人，其实，团结协作的作用是双向的，它不仅是奉献，对自己也大有裨益。团结协作可以使任务出色完成，或攻破难关，或有所发现，有所发明，而团结协作者在协作中学到了新知识，增长新才干，相反，如果"孤军作战"，"闭门造车"，反倒会使自身孤陋寡闻，停滞不前。

团结协作是以病人的健康为中心目标的前提下的彼此主动配合，相互支持，在诊断治疗方面出现分歧时，更要提倡以病人的利益为重，共同讨论，以求得正确结论，反对相互看不起互相推脱责任，互相抵毁名誉以及互不服气的坏作风，要以大局为重，维护医疗职业的集体荣誉。

（五）慎言守密，取信病人

慎言守密，取信病人，是对医务人员语言上的道德要求，这个规范的奉行对帮助病人建立良好的心理因素，促进康复，具有直接的意义。

（1）出言要慎。一般说来，在治疗疾病的过程中，医务人员与病人之间医务人员是矛盾的主要方面，对于整个疾病的治疗起着主导作用和支配作用。由于病人对医务人员的依赖感和信任感，使病人非常注意并重视医务人员的一举一动，甚至医务人员的一句话，一个细小的表情以及讲话的语调，都可以成为一种暗示，会在病人的心理上产生较普通人强烈得多的反映。所以医务人员要加强语言修养，要给予病人良好的刺激信息，出言一定要慎。

我们讲出言要慎，不是说该说的也不说，而是要在医疗实践中，根据病人、病情、时间、地点等不同背景选择适当的语言交待病情，给病人安慰、鼓励、支持或指导，什么样的话该说，什么样的话不该说都应该以有益病人心身健康为原则,人们常说,医生的话可以治病,也可以致病,医务人员的语言修养水平,对于病人的身心健康有着重要的意义。

(2)保守秘密。医务人员有义务也有责任为病人保守秘密。病人求医时,对医务人员寄以最大的信任。病人为了使医生治愈疾病,愿意把自己躯体的内心的不能向别人公开的秘密或隐患告诉医生,为了更有效地诊治疾病,医生也需要了解病人的家族史、个人史、婚姻状况和个人爱好、精神状态等很多病人对别人甚至家人都不愿公开的秘密,医务人员必须心地纯正,为病人保守秘密,不能把病人的秘密当作日常谈话的笑料广为扩散,造成病人的痛苦与家庭的不幸。另外,医务人员也不能因了解病人的秘密而产生邪恶杂念,更不能利用工作之便干败坏道德、违法乱纪之事。

(六)仪表端庄,行为文明

这个规范的提出是为了加强医疗人际间的人际吸引力,使医务人员更好地实现人道的救治愿望。

人际吸引力是人际交往中彼此对对方的倾向和行为动机作肯定或否定方式的评价,是医疗人际关系中的一个重要问题。在医务活动中,病人对医务人员大多以喜爱与否为评价标准来影响人际吸引力,有的医生"门庭若市",有的则"门可罗雀",这里除了医疗技术水平之外,仪表、态度也是一个重要的因素。

仪表端庄包括举止仪表、行为谈吐都要文明礼貌。医务人员在整个医疗活动中需要病人的密切配合,而病人对医务人员能够给予积极配合的一个重要因素,是医务人员的举止端庄、仪表整洁。医生给病人的第一印象就是仪表,俗话说"先入为主",医生的服饰、发型、神态、姿势等综合成为仪表,端庄的仪表可使病人在心理上产生依赖和信任感。仪表轻佻,会使人产生不信任、疏远感。所以说仪表端庄是条带子,可以把医务人员与病人的心连在一起;仪表轻佻是堵墙,它会把医务人员与病人的心隔开。

因此，端庄的仪表，文明的举止是加强医疗人际间吸引力的重要因素，也是医务人员应注意和普遍遵循的一个规范。

三、医德规范的他律性

医德规范，首先表现为它的他律性，而其中的约束性和导向性则是医德规范他律性的完整表达形式，医德规范是实然性与应然性的统一。

（一）医德规范的外在约束力

医德规范是一种尺度，蕴涵着约束的含义，虽然历史上的一切规范都是人类有意或无意制订出来以约束自身的，但医德规范作为道德领域内的规范约束力尤为突出。从这个意义上可以说，制订医德规范，使用医德规范，就是用以约束医务人员的不利于人类健康和人格完善的思想和行为。这种医德规范的外在约束力，主要就是指医德规范的他律性。

在规范伦理学中，医德他律的直接含义就是指，人或医德主体赖以行动的道德标准或动机首先受制于外力，受外在的根据支配和节制。这些外在的根据或外力，是超出道德自身或道德主体自身之外的。我们强调道德规范他律性，目的是要表明人在道德领域内没有绝对自由，人总是受制于某种外在的必然性，在这种必然性的前提下来行动的。当然，这些超出道德自身或道德主体之外的最终根据是什么，在不同的规范伦理学体系中又是不相同的。

社会主义的医学伦理学是规范伦理学的一个分支。社会主义医德规范他律性的根据要从社会存在中去寻找。社会主义医德规范是社会主义时代的产物，是社会主义医德关系在人的道德意识中的反映和概括，是对从事医疗实践活动的医务人员的一种基本节制和限制，这种节制和限制，是一种无法抗拒的约束力量。

再有，作为他律性的医德规范，也是从医德的人道主义原则引申出来的。在医务人员个人利益和人类整体健康利益上，人道主义原则强调医务人员个人的正当利益，更强调人类整体的健康利益的至上性，强调医务人员为了人类整体的健康利益而作出必要的节制、牺牲。从这个基本点出发，医德规范的他律性，是人类整体健康利益对医务人员个人利益正当的节制与约束在医德规范上的反映。它力图通过一系列医德规范的确立，去调整医患关系，使医务人员的利益同人类健康利益的目标日趋一致。

（二）医德规范的外在导向功能

医德规范的他律性，从外在的约束力来看它约束着个人，限制着人们的任性和妄为，以保证医德秩序受到遵守，似乎是社会对个人的防范，是理性对欲望的束缚，但实际上，它在强调医德规范对人的约束的同时，还具有价值导向的功能，它积极地引导医务人员朝着积极向上、自我完善的方向前进。因此，医德规范既是对人的限制、规定，也是对人的引导、提倡。约束性和导向性是医德规范他律性的完整表达形式。

医德规范的导向性，是指医德规范对医务人员医德活动所起到的引导作用。医德作为一种具体的行为准则，它一身两任，即在约束医务人员的行动的同时也引导医务人员的行为，约束性与导向性同时并存，同时发挥作用。约束性与导向性相互联系，相互制约。仅有约束性而无导向性，就会约而无向，就会背离人类整体的健康利益；而仅有导向性而无约束性又会导向无方，丧失掉以人类整体健康利益为导向的意义。

需要指出的是，医德规范的约束性与导向性的功能，还带有医德领域内实然性与应然性相统一的特质。医德规范的实然性，表现的是医德的实际状态，因而是对医务人员提出的现实的医德要求。而医德规范的应然性，表明的是医德的理想状态，是对医务人员提出的理想的医德要求。实然性与应然性的统一，就使得医德规范既是对现实医德关系的概括，带有时代的特征，具有约束性，同时又不仅仅是对现实医德关系的反映，又带有对理想医德的憧憬，具有导向性。因此，医德规范是约束性与导向性的辩证统一，是实然性与应然性的辩证统一。

医德规范的提出，对于具体人来说，还属于他律，外在他律阶段的医德规范，其约束力和导向功能，是一种外在的必然性的东西，它还不是个人的意志自律，不是主体人自觉自愿的选择。因此，它还必须发展，将医德的他律转化为自律，使医务人员真正成为自觉的道德主体。

（三）医 德 义 务

医德义务是医德规范他律性的最集中表现形式，它在医务人员的道德行为中起着特殊的调节作用。医德义务表现为社会对医务人员提出的一种客观要求，又表现为自觉意识到的责任感，升华为责任感的医德义务，是医务人员至善追求的巨大的推动力。

义务是指一个人对社会、国家、家庭及他人应履行的职责。在现实社会关系中，义务是不可缺少的因素，凡有人群的地方，就有义务存在。在人类社会这个有机整体中，任何个人都不能离开社会而孤立存在，必须要与他人保持各种联系。在这种个人与他人的关系中，必然会产生义务。

在现实生活中，人要履行最基本的三种义务：法律义务、职业义务和道德义务。三种义务反映了社会的不同客观要求，法律义务是国家立法机关以法律的形式明文规定的每个公民必须履行的社会义务，职业义务是人们所从事的职业对人们要求必须履行的义务，道德义务则是从道义上要求人们必须履行的义务。三者相互联系，相互补充，每种义务都在社会生活中发挥着重要作用。

医德义务是道德义务的组成部分，是医务人员对病人和社会应该履行的道德责任。道德义务带有明显的他律性。这种他律性表现为医德义务的要求是从现实的社会关系、医德关系中产生的客观要求,具有不依人们主观意志为转移的客观约束力。当然,我们在强调医德义务他律性的同时,也并不否认医德义务的自律性。这里的医德自律还不是良心的自律,而是义务的自律,即一种高度的医德责任感。医务人员在充分理解自己所从事工作的重要意义的基础上,也会自觉地形成热爱本职工作,并愿为之献身的内心信念和意志,有时甚至形成一种职业道德习惯,因此,履行医德义务的行为又是自觉的,是行为自由的表现。

而且,升华为医德责任感的义务,也同法律义务与职业义务区别开来。法律义务、职业义务都是同权利相对应的。从结果上看,法律主体、职业主体履行了一定的法律义务、职业义务,都可以享受法律权利和职业报偿权利。从动机上看,履行这些法律和职业义务,也是以获得相应的权利为动机诱因的。在法律和职业义务面前,没有无义务的权利,也没有无权利的义务。但是,医德义务不与道德权利简单相对应。从结果上看,医德主体在对病人和社会履行了医德义务之后,通常也享受相应道德权利,如尊重他人也应受他人的尊重等等。但从动机上看,医德主体履行医德义务并不是以获得某种权利和报偿为前提,权利和报偿不是履行医德义务的诱因。而且,履行医德义务常常意味着要做出或多或少的自我牺牲。因此医德义务与权利不是一种简单的相对应的关系,它们之间只有在一点上可以表现为直接的同一,这就是"我有履行义务的权利",而这种权利的拥有,实质上已经超过一般权利的"享受"、"报偿"范围,而成为一种医德奉献。

当然,要真正把医德义务的外在客观要求内化为医务人员的内在需要,使医务人员积极而自觉的去践履医德义务,就需要将医德的他律性的规范要求真正转化为医德良心,达到医德的自律境界。

四、医德规范的自律性

医德规范如果仅仅停留在他律阶段,那么对于医务人员来说,它就是一种外在的约束力量，它作为医德规范的道德性就是不完全的。因此，它必须由他律走向自律，将外在的医德规范内化为医务人员的医德品格，成为严格定义上的医德规范。

（一）他律与自律

医德行为的基本特征是自知和自觉，是行为主体的自愿选择。马克思曾经说过："道德的基础是人类精神的自律，而宗教的基础是人类精神的他律"。任何道德规范的他律性总是同自律性紧密相连的。医德规范的他律性如果不转换为医德的自己的规律即自律，那么对医德主体是无医德意义可言的。一切他律的医德规范都必须转换为自律的医德规范，这也是医德规范作为道德规范的特殊表现形式同其他种类的规范不同之所在。

从道德行为的基点在于自律这一点出发，我们分析在市场经济条件下，医疗卫生部门之所以出现行业不正之风，拜金主义抬头，很重要的原因之一就是医德规范还仅仅表现为一种外在的他律，还没有成为全体医务人员行为中自觉遵循的规范。

每一种医德规范的提出，对于医务人员说属于他律，而医德的履行又是靠医务人员自觉为患者、他人和社会付出必要的代价或牺牲来实现的，这就必须将医德由他律转化为自律。要将医德由他律转化为自律，仅仅靠医德规范的灌输或说教是不行的。从根本上说，必须使医务人员明确医务人员与患者、医务人员之间、医务人员与社会之间客观存在的医德关系，懂得自己对他人和社会应有的职责和使命，树立起坚定不移的医德信仰、内心信念，只有这样才能将医德规范化为自身的内在要求，使医德由他律转化为自律。

当然，讲医德的基础在于自律，把外在的医德规范即他律转化为内心的自律过程中，会出现几种情况，而使医务人员达不到自律的境界。第一，出于恐惧，把他律转变为虚假的自律。这是由于行为者对社会大气候的某种惧怕，在内心并不接受但又不敢不服从的情况下，表现出来的虚假的自律形式。第二，出于对权威他律的崇拜、服从，把他律转变为"自律"。这是一种被动的、失去自我自觉的自律。这种无条件、无选择、无分析、无批判的直接转化的症结在于失去自我。如果说他作为行为主体有自我的话也是一种盲目承认和接受权威他律的"自我"，他的行为不是经过自己选择的结果，而是被动的、机械的盲从。失去自我的自律，不是真正的自律。也就是说，在把医德的种种他律性规范向自律转变过程中，到中途便停止了，它仅仅停留在医德认识上。在医德认识上，善恶观念的区分是很分明的，这种认识不是盲从的，体现了自我的自觉认识，但却没有行动。虽然他们知道哪些行为对病人有利，对人类健康有利，但不愿为此而努力去行动，因而并没有真正达到自律，也构不成医德行为。

医德真正的自律是主观自律性与客观自律性相统一的自律。这种自律实现了从依赖性精神状态到独立自主性精神状态的转变，它表现为从自己的道德意向而不是根据权威的道德命令而自觉选择的医德行为。当然，要真正完成医德规范的他律向自律的转变，良心在其中发挥着最重要的抉择作用。

（二）医 德 良 心

医德良心是医德规范自律性的最集中的表现形式。医德良心在行为主体自律活动中担负着最重要的职责。

良心是一个古老的道德范畴，在中外伦理学思想史上，对良心做过各种各样的解释，而深刻揭示良心本质的是 19 世纪德国辩证法大师黑格尔，他说："良心是希求自在自为的善和义务这种自我规定"。他把良心的本质规定紧紧地同义务联系起来，为似乎是纯主观、纯形式的人的内心活动找到了坚固的现实基础。

社会主义社会的医学伦理学，也从医德义务方面来理解医德良心的本质。这是因为医德良心作为医务人员行为的一种隐蔽的调节者，其形式和发挥作用的机制，却又是纯主观的、个性化的。

从医德良心的机制看来，它包含着的是医务人员理性的一种"精品"积淀；它还包含着意志，是医务人员的意志力最强劲的表现；它还包含着种种非理性的东西：直觉、本能、信念等。所以，医德良心如果不同医德义务相结合，就会让"受蒙蔽"的良心为行为主体做出错误的选择。医德良心只有同医德义务相联系，才能具有明确的方向性和目的性。因此，医德良心是社会的客观义务经过医德规范从他律向自律的转化过程，而在医德主体的内心深处，以自律准则（内心的道德法则）的形式积淀下来的道德自制能力。

医德义务是社会关系和医德关系的产物。医德良心是医德义务的内化形式，它的客观内容也就必定是社会关系和医德关系，医德良心的产生既不是神的启示，也不是人的天然情感。衡量一名医务人员的医德良心，也必须用社会的良心——社会主义的医德规范（善的意义上的）来衡量。合乎医德规范的良心是善的良心，是真实的良心；反之是虚假的良心。

善的真实的医德良心对医务人员的医德行为起着选择与指令、调整与控制、审查与评价等作用。这些作用分别表现在医务人员行为的不同阶段。

在行为前，医德良心是决策机关，起着选择和指令的作用。真实地反映医德关系的良心有区分善恶的判断能力，它依据一定的医德原则、规范，医德理想以及长期以来在人们内心深处形成的稳定的信念为标准，对行为前的动机进行思考、选择、判断。如果判断的结果是肯定的，那么它就会指导医务人员以炽热的情感，不屈不挠的意志去完成某一医德行为。反之，医德良心就会去调节或阻止将要发生的行为。

在行为中，医德良心是道德导向，起着调整和控制的作用。一方面，医德良心对医务人员的行为起着监督的作用，对符合医德要求的感情、意志和信念给予支持和鼓励，对不符合医德要求的感情、欲念或冲动予以克服。另一方面，因为医务人员所处的环境的多样性和可变性，不可能使医务人员预先规定一套在每一种具体场合下行动的程序，为每一种特殊的处境提出现成的医德选择方案，医德良心能够在行为过程中随时对行为进行自我调整。

在行为后，医德良心是内在法庭，起着审判和评价的作用。医德良心充分发挥作用还是在行为之后，这是因为，在行为之后，医德良心才能全面地审判行为的动机和效果，是医务人员内心的精神法庭。具有善的良心的医务人员，能够自觉地在医德良心法庭上，自己当自己的起诉人和审判官，审判得出两种结果：良心的谴责和道德上的满足。医德良心的谴责是通过深深的内疚、长久的悔恨等情感形式表现出来。一个人做了不道德的事，当良心发现后，常常使一个人感到不安、自责，有时即使事过境迁，但良心上的痛苦会持续很久。从这个意义上说，良心的自我谴责对医务人员的医德自律具有非常积极的意义。

这种作为医德主体内心的"医德法庭"的良心，其作用是巨大的。在中外医学史上，不乏有因高尚良心的激励弃官行医、舍生取义的人，也不乏受良心的谴责而悔不容生的。这种自我约束力之所以强大，就是因为它来自行为主体自身的理性、意志、情感，因而是自己对自己的克制。医德良心对个体行为的支配，有着社会舆论监督和法律禁止所起不到的作用，在社会舆论监督不到的地方，即个体在独立进行医务活动的时候，医德良心的作用可以使人做到"慎独"。法律制裁触犯法律的人，而医德良心对不道德行为的谴责是不分程度的。由此可见，医德良心作为医德规范自律性的最高体现，确乎事关医德的命运。没有医德良心也就没有医德。医德之所以崇高无比，完全是因为人之有良心，在医德良心身上，我们可以最贴切地看到医德规范的约束功能是怎样在医务人员身上起作用。真实的、向善的良心的形成和发展，是医德他律性规范向医德自律转化的首要的条件。

思 考 题

1. 什么是医德的基本原则？
2. 医德规范有哪些特点？

3. 社会主义的医德规范有哪些规定？
4. 如何理解医德规范的自律性？

第四章 医疗人际关系中的医德

医疗人际关系是指医疗活动中的人际关系，它包括医患、医际、患际和医与社会等多种人际关系。医德在医疗人际关系中占有很重要的位置，发挥着重要作用。因此，医疗人际关系中的道德问题，是医学伦理学研究的主要对象。

第一节 医患关系中的医德

一、医患关系的概念

医患关系是医疗人际关系中最主要的一种关系。医患关系是在医疗活动中产生的，医疗活动的始终都伴有医患关系。良好的医患关系在医疗实践中具有重要的现实意义。什么是医患关系呢？医患关系是指一个个体（患者）与另一个个体或群体（医生）在医疗实践过程中相互之间的联系。医患关系可分为狭义和广义两种。狭义的医患关系是特指医生与病人相互之间的关系，是医学社会学、医学心理学一般在这层意义上使用的一个专门术语。广义的医患关系泛指医务人员（不仅包括医生，还包括护士、医技人员、医疗行政管理人员和后勤人员）与病人（不仅包括病人本人，还包括与病人有关联的亲属、监护人、病人单位组织等）之间的关系。换言之，广义的医患关系是指以医生为主体的人群与以病人为中心的人群之间的关系。正如著名医学家西格里斯（Sigcrist，1892～1957）曾指出的那样："每一个医学行动始终涉及两类当事人：医生和病人，或者更广泛的话，医学团体和社会，医学无非是这两群人之间多方面的关系。"

二、医患关系的演变发展

医患关系以其自身的特点而有别于其他人际关系。这就是医患双方目的的一致性，都是维护病人的健康利益而无根本的利害冲突。但是由于社会经济状况不同，社会阶级关系不同，社会形态及其总体道德水平不同，医学科学发展程度不同，不同的历史条件下和不同医学发展水平下的医患关系，又有很多的差别。因此，找出不同历史时期医患关系的主要特点和发展趋势，对于分析医患关系的现实和未来，建立和发展新型的社会主义医患关系具有重要指导意义。

（一）医患关系历史的演变与发展

1. 原始社会的医患关系

原始社会是一个没有压迫和剥削的社会，人与人之间的关系是和谐平等的，呈现出团结协作、互相关心、互相帮助的特点。可以肯定地说，原始社会的道德风尚是美好的，但由于生产力水平十分低下，远没有形成独立的医学科学，没有专职的医生。所以说，原始医学模式的医患关系是团结平等、自救互救的关系。

2. 奴隶社会的医患关系

在奴隶社会里，奴隶主与奴隶的关系是压迫与被压迫的关系。奴隶主享有一切权利，奴隶主制定的法规和制度都是维护奴隶主阶级利益的。从事医业的专职医生已经出现，但他们也是属于奴隶阶级的。奴隶主掌握着医疗大权，处于奴隶阶级地位的医生为奴隶主统治阶级医病，根本谈不上医生的主导作用，患者为盛气凌人的主人，而医生则为俯首听命的奴仆。这种不正常的医患关系称为"主仆隶属型"的医患关系，这是奴隶主统治阶级意志在医德中的具体反映和表现。与此同时，在奴隶阶级道德的制约下，处于奴隶阶级地位的医生给奴隶治病则是一种团结互助的医患关系。尽管这种医患关系只能在一定限度范围内实现或部分实现,但也是不容忽视的。像古希腊的著名医学家希波克拉底,古罗马的盖伦,中国的扁鹊、华佗等就是这个时期的医德高尚、医术精良的医生,至今仍是广大医务人员的楷模。

3. 封建社会的医患关系

封建社会的人际关系同奴隶社会一样,是一个压迫与被压迫、剥削与被剥削的不平等关系,其医患关系也无不受到封建宗法等级道德原则的影响。地主阶级掌握着医疗大权,把为地主阶级治病的医生,当做压迫和剥削的对象,视为他们的服务工具,成为他们的仆人,这样的医患关系同奴隶社会为奴隶主阶级服务的处在奴隶阶级的医生的关系是一样的,同属"主仆隶属型"的医患关系模式。这种模式,把医患关系对立起来,并推向极端,视为统治与被统治的关系。随着封建社会的发展,受其封建社会宗法等级道德原则的影响,"赐舍恩惠型"的医患关系模式也出现了,这种模式同上种模式在本质上是一样的,仍把医患关系的地位颠倒,实质上也是一种不正常的医患关系。在这种模式中把医者视为"救世主",居高临下,怜悯赐舍;而把患者视为乞求恩惠,感恩膜拜的"朝圣者",把医患关系变成为"上帝"与庶民的关系。这同样是剥削阶级意识在医德中的具体反映和表现。同时,在民间还存在着一种人民向往的"普同一等"的医患关系。这就是我国著名的医学家孙思邈所倡导实施的。这种"普同一等"的医患关系,虽然不是当时社会医患关系的主流,但毕竟是客观存在的。孙思邈、华佗、董奉等名医为炎黄子孙后代建立和发展良好的医患关系奠定了基础,至今仍是我们医务人员学习的典范。

4. 资本主义社会的医患关系

在资本主义社会,利己主义是资产阶级的基本原则,包括医患关系在内的一切人际关系都是金钱关系。资本主义社会是金钱社会，它把一般商品经济发展到市场经济，社会的一切财富都变为商品，人的一切行为都受金钱的支配，受市场的调节。因此，在资本主义社会形成的医患关系模式必然是"金钱交易型"。在"金钱交易型"的模式中，医者的医术成为牟取私利的工具，金钱成为调整医学行为的唯一杠杆；而患者则是付钱买命，金钱成为防病治病的唯一通行证。这样，医患间的道德关系就变成了赤裸裸的金钱关系，医生只能为有钱人服务。虽然有些医学家、医学团体在医德和良心的驱使下，积极倡导和宣传医务人员对病人要实行人道主义，要尊重人、爱护人、关心人，但是在"金钱万能"的社会里，只能是一句空话，这是由资本主义社会的性质所决定的。因此说，在资本主义社会不可能建立起真正的医患间的道德关系。

5. 社会主义社会的医患关系

社会主义医患关系是建立在社会主义经济关系和卫生经济关系基础上的，以辩证唯物主义和历史唯物主义为基础的，以社会主义伦理道德原则为指导的新型的"友好合作型"的医患关系。"友好合作型"医患关系的产生是有其深厚的经济基础、思想基础和理论基础的，它既是对历史上优秀医患关系模式的继承，又是社会主义时代的新发展，是继承和创新的统一。"防病治病、救死扶伤、实行社会主义人道主义"，是社会主义国家医务人员的基本准则，也是对医务人员的基本职业道德要求。医务人员以基本原则和要求规范自己的医学行为，注重医患之间的友好合作，尽职尽责，尊重病人，一视同仁；而患者是诚心诚意，主动配合，尊重体谅医务人员。这种协调和谐的新型医患关系，只有在社会主义制度下，才能真正地得以实现。

（二）医学科学的发展对医患关系的影响

研究医患关系，首先应从社会存在决定社会意识这一历史唯物主义观点入手，但也不可忽视医学科学的发展对医患关系的影响。

中世纪以前的医学，基本是经验医学模式，所以当时的医患关系具有相应的直接性、稳定性和主动性的特点。①医生从诊断到治疗均要接触病人，同病人进行交往，如中医的望、闻、问、切和针灸按摩等都要由直接接触病人来完成，这就形成了医患关系的直接性；②在当时医学分科不细和没有分科的情况下，医生对病人必须是全方面考虑的，在客观上便形成了医患关系的稳定性；③在当时的历史时期内，无论是中国或西方的医学都具有朴素的整体观，医生均把病人的生理、心理与社会环境看作是一个有联系的整体，重视心理、社会因素，同时病人也为医好自己的病而主动向医生反映情况，这就形成了医患双方的主动性。

15～16世纪以后，由于实验医学的诞生，生物学的确定和医学科学的发展，使医患关系发生了深刻变化。第一，高新技术设备的广泛应用，医生过多地依赖这些设备检验资料和结果而使医患之间的交流减少了，双方之间的感情淡薄了，从某种程度上淡化了医患关系。第二，医学分科愈来愈细，医生的专科化程度日益增加，这种情况造成了一个医生只对某一疾病或病人的某一部位（器官、系统）病变负责，不再对病人整体负责。另外，医院出现，病人集中到医院看病，表面上有益于医患双方的接触交流，但实际上却改变了以往的一个医生与一个病人的单一的稳定联系，而被分解成几个、几十个，甚至更多的医生与一个病人联系的线头，这样双方感情的联系淡薄了，出现了分解医患关系的趋势。第三，近代医学是以生物学为基础的，它的医学模式是单纯的生物学模式，在这种模式时期内的医生，关心的往往是从患某种疾病的病人整体分离出来的致病因素、病源体以及它所涉及的解剖结构、损害细胞等，而忽视了人的心理、社会因素，从而出现了病人与疾病、自然的人与社会的人、生理的人与有思维头脑的人分离和分割的现象。

总之，应当肯定近代医学较经验医学有着很大的进步，它为战胜疾病、提高人类的健康水平做出了贡献，但也应看到在医患关系上所出现的问题。这些问题，在我国社会主义制度下，随着精神文明建设日益深入和新的医学模式（生物的、心理的、社会的）的形成，将会得到不断的克服而建立起没有医德缺陷的社会主义的新型医患关系。

三、医患关系的内容

医患关系是以医疗职业为基础，道德为核心，并在医疗实践活动中产生与发展的一种人际关系。依据与诊治实施有无关系，将医患关系划分为既有区别又有联系的两部分，即医患关系的技术方面和医患关系的非技术方面。

（一）医患关系的非技术方面

医患关系的非技术方面是指实施医疗技术过程中医生与病人相互交往而涉及的社会、伦理、心理、生理方面的关系，不是医疗技术实施本身医生与病人的相互关系，我们通常所说的服务态度、医疗作风等就是这方面的内容。这是医学伦理学研究医患关系中最基本的方面。

对医务人员是否满意，大多数病人首先评价的不是医生给予的诊断和治疗的好坏，也不是医务人员业务技术操作得是否正确和熟练（因为病人对于医疗技术知之不多或甚少），而是医务人员的服务态度，如对病人是否认真、耐心，是否同情、热心等。在医疗技术实施过程中，由医务人员医疗技术水平的原因给病人造成诊断上的错误和治疗上的过失，甚至由此危及了病人的生命健康，但由于医务人员热情、服务态度好，不仅没有受到病人或家属的指责而发生医疗纠纷，反而得到了病人和家属的感激和赞扬，这样的事例是屡见不鲜的。这说明了病人、家属对医务人员的评价多是从非技术方面的角度来考虑，同时也说明了医德在医患关系中的重要性。

医患关系作为社会人际关系的一部分，自然存在着与社会其他人际关系共有的或相似的社会、心理特点，存在着人与人之间的相互尊重、信任和诚实。服务态度是一切服务性行业的共同问题，但医患关系的非技术方面也有特殊性。因为，医患关系的态度和伦理方面与医疗效果有着十分密切的关系，所以社会要求医务人员不仅要有精湛的医术，还要具备高尚的医德品质。

医患之间是一种双向关系，病人的文化修养、道德境界、心理状态也是影响良好医患关系的重要因素。但医务人员是医患关系的主导者，也是建立良好医患关系的主要责任者。

（二） 医患关系的技术方面

医患关系的技术方面是指在实际医疗措施的决定和执行中医患双方的联系。例如，让病人参加治疗方案的讨论，征求病人的意见，取得病人的同意等就是医患关系技术方面的内容。医患关系的技术方面，最基本的是表现在医疗实施过程中医患双方谁为主动，谁为被动、各自主动性大小如何。传统医患关系是医生占居主动地位，具有绝对权威，而病人完全处于被动地位，没有参与医疗实施的权利，一切听从医生的安排和处理，只能被动地接受治疗。这种类型的医患关系称为家长式的医患关系。在这种关系中，医生成了病人的"上帝"和"保护人"。"医生像父亲""护士像母亲"的说法，从某种意义上反映了医患间的彼此地位。从积极的方面说，医护人员应尽到慈父慈母的责任，以仁爱之心和情感关心病人的治疗和健康。从消极的方面说，未能发挥病人在医疗活动中的主观能动作用，因此是一种有缺陷的医患关系。现代医患关系又称为民主式的医患关系。这种医患关系中虽然医者仍处于主动地位，但病人不再是完全被动地接受治疗，而是医生可以听取病人的医疗意见、叙述病情和治疗的感受、配合医生参与治疗决策。从某种意义上说，民主式的医患关系重视了病人参与医疗实施的主动性,虽然这种主动作用是有限的,但比起家长式的医患关系是一个较大的进步。

(三) 医患关系模型

对医患关系模型的划分,国内外学者均有不少的提法,除上述家长式的医患关系模型、民主式的医患关系模型外,还有美国学者罗伯特·M·维奇 (Robert Veatet) 提出的纯技术模式、权威模式和契约模式三种类型等。但在国际上广泛引用的、适用于新医学模式的医患关系模型则是美国学者萨斯和荷伦德于 1976年在《医学道德问题》上发表的题为《医患关系最基本模型》的文章中提出的医患关系的三种模型,这三种模型是依据医生和病人的地位、主动性大小而划分的。

(1)主动-被动型。主动-被动型是一种具有悠久历史的医患关系模型,这种模型仍然是目前普遍接受的一种模式。其特点是医患双方不是双方相互作用,而是医生对病人单向发生作用。患者请求医生治病,医生接受患者请求给患者看病,在医疗过程中医生处于主动地位,其权威性得到了充分的肯定。患者处于被动地位,并且是以服从为前提。此种模型的优点是能充分发挥医生的积极作用,缺陷是完全排除了患者的主观能动性,影响了治疗效果。因此,主动-被动型的模式适用于昏迷、休克、严重精神病人、严重智力低下及婴幼儿等一些难以表达主观意志的病人。

(2)指导-合作型。指导-合作型也是一种构成现代医学实践中医患关系基础的模型,这种模型是目前广泛存在于医疗活动中的一种医患关系模型。其特点是医患间的作用是相互的,医患双方在医疗活动中都是主动的。但患者的主动是有条件的,是以主动配合医生、执行医生的意志为前提的。医生具有权威性,充当指导者。患者要接受医生的指导,并密切合作,主动述说病情,提供治疗效果信息。这种医患关系模型,广泛地适用患者,特别是急性病人或虽然病情较重但神智清醒、能够表达病情而与医生合作的病人。其优点是能够充分发挥医患双方的主动性、积极性、有利于提高诊治效果和纠正医疗中的差错。这种模型比主动-被动型前进了一大步。是目前我国应当大力提倡发展的一种医患关系模型。

（3）共同参与型。共同参与型较前二种有了很大进步，此模型改变了病人处于被动的局面。在医患关系中医生和病人具有近似相等的权利和地位，共同参与医疗的决定和实施。对诊疗的方法和效果双方都是满意的，病人不仅能够主动配合诊断、治疗，还能参与意见，帮助医生做出正确的诊治。共同参与型医患关系认为病人的意见和认识不仅是需要的，而且是有价值的。因此，这种模型适用于患慢性病、且具有一定的医学科学知识水平的患者。其优点是能提高诊治效果，增进医患双方的了解而益于良好医患关系的建立。

应当指出，以上三种模型在它们特定的范围内都是正确的、有效的，但对大多数病人来说，应当按照指导-合作型和共同参与型的医患关系模型来组织治疗，特别是社会发展有一种"自己的生命自己负责"，医疗工作由医生为中心转化为"和患者共同医疗"的趋势，因此，如何发挥病人的主观能动性，充分尊重病人的权利，是当前医患关系中值得重视的课题。

四、市场经济条件下医患关系面临的新问题

市场经济是一种利益机制，在市场经济发展的环境中，人们的价值观念、道德观念和人际关系都发生了深刻变化，对于医疗活动中的医患关系也有很大的影响。在市场经济条件下医患关系面临的新问题，主要有医患关系发展变化的趋势问题和医患关系发展变化的表现方面。

（一）医患关系发展变化的趋势

1. 医患关系中的商品化趋势

社会主义市场经济的建立和发展，促进了医疗卫生事业的发展，极大地缓解了"住院难、看病难、手术难"的状况，但仍不能满足广大人民群众日益增长的医疗卫生保健的要求。由于市场经济影响，不少医院实行了"点名手术"、"优质优价"，允许医务人员有偿业余服务等宽松政策，这些政策一方面满足了部分有钱人的需要，增加了部分医务人员的收入，方便了一些病人就医，同时也带来了一些值得注意的问题：有钱就可以找高明的医生看病，就可以"优价优质"、"优价优先"？没钱就什么也优不了？一些医疗单位把经济效益放在第一位，一切工作都与经济指标相挂钩，把收益高的检查项目充分地利用起来，增加医院的创收能力。所以，把高技术设备检查项目张贴在医院急诊大厅内，招徕病人。实际上，在一些地区，医院已经存在着医疗卫生服务商品化的趋势。在医患交往上，有的医务人员把商品经济的"等价交换"原则也渗透到医患关系中来，甚至把医患关系体现为商品交换关系，谁给的礼多，谁送的红包多就向谁提供数量多、质量好的服务。这种钱权交易的不正之风已经出现。

2. 医患要求的多元化趋势

在市场经济条件下，人们的价值观念出现了多元化倾向。反映在医患关系上就是医生要求病人主动配合诊疗，医患关系应是"指导-合作型"或"共同参与型"，尽量避免不合作型或冲突型的情况出现。病人对医疗保健的要求上也有了层次上、档次上的差别，家庭经济收入高的病人追求优质服务，住院时要求高档病房、温馨病房等非医学需要的服务；家庭经济收入一般的病人则仅要求最基本的医疗保健，这是大多数；家庭收入低而单位又不景气的病人连最基本的医疗保健也难以实现。

3. 医患关系上的法制化趋势

市场经济的发展，使得医患关系的调节方式出现了法制化趋势。虽然医患关系的调节方式主要是依靠道德，然而当医患关系道德规范上升到法制化时，社会生活、医疗秩序就更完善了。高新技术广泛应用于临床以及人们道德观念、价值观念的变化，不仅促进了法律观念的更新，而且给卫生立法提供了物质基础和思想基础。高技术的临床应用出现的一些问题，如利用B超技术进行性别鉴定和人工授精、体外授精等带来不少家庭道德、社会问题，器官移植中供体来源和卫生资源分配的公正问题，人类行为控制的伦理问题等，都直接涉及医患关系。所以，医患关系仅靠道德调节是不够的，而必须通过法制调节，这已是势在必行了。

（二）医患关系发展变化的表现

上述趋势是医患关系面临的新问题，具体表现在以下方面：

1. 医生方面

（1）服务态度问题。由于市场经济利己主义思想的影响，有些医生淡化了对病人的服务意识，强化了追求物质利益的利己意识。因此，医生对病人的态度冷漠、不耐烦、语言生硬、粗鲁，甚至出言不逊、恶语伤人，不但不能帮助病人解决疾病带来的痛苦，反而使之加重。在工作中表现为敷衍了事、马马虎虎，造成漏诊、误诊，出现医疗差错和事故，延误病人的诊治时间，加重病情甚至恶化危及病人的生命；遇到一些边缘性疾病或复合性疾病需要科室之间的密切合作时，谁也不主动承担责任，互相扯皮、推诿；对急症病人或疑难病人一推了之，不接受病人的意见，把为病人服务视作负担，无视病人的医疗权利等。尽管是少数医务人员，但也直接影响了医患关系。

（2）医德修养问题。少数医务人员在市场经济环境中不注意自身的医德修养，却过分强调自身的权益，未把对患者的救治看成是应尽的义务，甚至颠倒了医患之间服务与被服务的关系，忘记了全心全意为病人健康服务的宗旨，存在着恩赐观点及某些市侩作风。市场经济条件下所产生的医患关系交往中的商品化趋势，使这种不正确观念有了一定土壤，个别医生甚至暗示病人、家属送"红包"或酬谢。这是改革开放后，商品经济消极因素对少数医务人员的影响造成的医患关系中出现的新问题。

（3）价值取向问题。少数医务人员在市场经济条件下，受社会上不正之风的影响，沾染了享乐主义、拜金主义和极端个人主义思想，淡化了追求理想、事业和无私奉献的价值取向，强化了实惠功利的价值取向，搞权钱交易不正之风，借病人转院、使用药品和做特殊检查时拿回扣，只顾自己而不顾病人的经济负担和给病人造成的精神痛苦。另外，他们只追求眼前利益，放松或放弃了对医学技术的潜心研究，从长远看，必然会影响医疗质量的提高而损害病人的健康利益。

2. 病人方面

在医疗活动过程中，有些病人只顾自己的健康利益，不顾客观实际与可能，满足不了要求就与医方发生争执，不遵守就医道德，不尊重医生的人格和尊严，稍不如意就指责、刁难，轻则态度生硬，重则谩骂甚至动手殴打医务人员，严重损害了医生的自尊心。个别病人受"商品化"趋势影响，点明要药做检查、开诊断书、证明等，严重干扰了正常的医疗秩序。

3. 管理方面

在市场经济条件下，少数医院领导受其消极因素的影响，片面地认为医疗卫生服务不能固守公益福利型模式，应大胆地向经营模式转化。他们考虑问题的出发点不是病人的需要，而是是否对医院有利，一味追求经济效益，把完成经济指标作为医院的主要任务。有这样的指导思想就会出现乱收费、乱检查，开大处方，开与病人关系不大的贵重药品的现象。竞相购买那些昂贵的彩色B超、CT、核磁共振等高技术设备，使其发挥"最大作用"，为医院完成经济指标作"贡献"。如此等等，其结果是医院的收入增加了，医院职工的奖金上去了，但败坏了医院的名声，损害了医务人员的形象，换来的是病人的不满、社会舆论的抨击。这是导致医患关系紧张的主要原因之一。其次，管理上存在着缺陷，如规章制度不健全，管理不科学，对为病人提供医疗、护理、生活服务等方面缺乏严格的要求等，也直接影响了医患关系。

4. 社会方面

医患关系是社会人际关系的重要组成部分，社会人际关系中存在的问题，必然反映到医患关系中来。首先，改革开放、社会主义市场经济的发展、人们生活水平的提高，对医疗卫生健康的需要日益增多，但国家对卫生事业的资金投入不足，在一些省市地区依然存在着看病难、住院难、手术难的问题。二是社会上的不正之风仍然严重地存在，促使一些道德修养不高而有权势有社会地位的人不尊重医务人员的权利和人格，把医务人员当成专为他服务的人员。他提出的要求都应以特殊照顾而满足，如满足不了就说医务人员不平等待人，大发脾气。三是社会上的享乐主义、拜金主义、极端利己主义对医患关系都有着极坏的影响。有些医务人员受其影响千方百计收受病人的红包，暗示病人酬谢和送礼，并感到"心安理得"。表现在病人方面则是给医务人员送礼、酬谢来换取看病的"优价优质"、"优价优先"，而心理上感到"踏实、放心"，从而在少数人的"财礼"往来中把正常的医患关系变成了金钱关系。四是卫生法规跟不上市场经济发展的需要，规范医疗行为、医患关系行为的医院法、医师法、护士法等尚未出台，这对调节医患关系、维护正常医疗秩序是十分不利的。

（三）改善医患关系的对策

　　针对市场经济条件下医患关系呈现的发展倾向和具体表现，提出如下对策：

1. 增加卫生资源投入，缓解医疗供需矛盾

　　医疗活动要占有和消耗一定的卫生资源才能进行有效的活动，为社会提供优质的医疗服务。由于人们的经济收入逐步增加，生活水平逐渐得到改善，对医疗卫生保健的意识加强了，于是增加卫生资金投入成了缓解医疗供需矛盾的根本措施，当然也是改善医患关系的重要方面。因此，国家、社会要增加对医疗卫生的投入，解决和改善医疗卫生部门专业技术人员少、经费短缺、医疗设备落后等矛盾。同时要教育广大人民群众了解我国人口众多、需求量大、卫生事业基础薄弱等情况，理解和体谅国家及医疗卫生部门的难处。医疗卫生部门要注意节约卫生资源，合理使用，使其发挥更大的效益，较好地满足人民日益增长的医疗卫生保健的需要。

2. 深化医院改革，加强科学管理

　　深化以病人为中心的医院改革，实施科学管理，把方便让给病人。一要简化传统的医疗流程，认真解决"三长一短"（挂号、收费、取药排长队，诊断时间短）现象，如采用电脑管理，提高工作效率，缩短病人等候时间，实行导诊，加强护理服务等。二要加强门诊工作，认真解决"急诊不急"的问题。门急诊工作搞好了，就能及时准确诊治疾病，减少医患矛盾，树立医院的良好形象。三要通过"总量控制、结构调整"使医院做到四个合理，即"住院合理、检查合理、用药合理、收费合理"。四要提高工作效率，缩短平均住院日，提高医疗资源的利用率和医院的总体服务质量，达到减轻病人负担的目的。五要医院给住院病人每天开具

一张收费项目清单（内容包括病人一天的用药名目、费用，所做各项检查治疗的名目、费用以及床位费、诊疗费、护理费等），让住院病人花钱明白。同时也强化了医院自身的规范服务意识和病人、家属、单位对医院工作的监督。这样就为改善医患关系创造了条件。

3. 加强医德医风建设，促进医患关系改善

市场经济所要求的自主、竞争、公平、效益、价值等意识的形成和强化，为医德医风建设注入了新的活力，同时也要看到对医德医风建设所带来的消极影响。在医德医风建设问题上，必须处理好功利选择与道德选择、经济收益与责任指标、短期行为与长远利益的矛盾，以及由此带来的医疗技术商品化倾向和医患关系淡化的问题。为此，医院要建立自我发展、自我约束的双重机制。自我发展机制是以改善医患关系、提高优质服务为宗旨，增强自身的补偿、激励的动力；自我约束机制包括精神自律、规章调节、法纪监督等，旨在提高社会效益和改善医患关系。在有条件的医院应尽早建立医院伦理委员会，监督、检查并研究医德医风建设中的问题，促进医患关系的改善。

4. 完善卫生法规，规范医患双方行为

道德是调节医患关系的主要方式，在市场经济条件下还必须运用强制性的卫生法规调节、解决医患关系中的冲突问题，这是不可缺少的一个方面。生命科学的出现和高新技术的广泛应用，给医患关系带来了新的难题，迫切需要卫生法规如医师法、医院法、医疗事故法、医用技术实施法等的早日确立，以把医患双方的行为规范在法律范围内，使医患双方都可做到有法可依，违法必究，这对于维护正常医疗秩序，维持社会的安定团结，促进和谐、文明医患关系的形成和改善，都具有重要的现实意义。

第二节　医务人员间的医德

医务人员间的医德是指医务人员相互间的道德关系，也就是医学伦理工作者所说的医际关系。医际关系是医疗人际关系的重要组成部分，是医学伦理学的重要研究对象。广义的医际关系是指医务人员相互之间、医务人员与行政后勤人员之间的人际关系。医医之间、医护之间、医技之间和医务人员与行政后勤人员的道德要求是彼此都应遵循的行为准则。

一、医医之间的道德要求

（一）彼此平等，相互尊重

医生有高级、中级、初级职称关系，同一专业的医生有上级医生与下级医生之分，医医之间亦有领导与被领导关系，但在工作性质、人格上没有高低贵贱之分，彼此是平等的。

由于受传统医医关系的影响，在上级医生与下级医生之间，轻重不等地存在着不平等关系。上级医生处于主导地位，容易产生独断专行，主观主义，下级医生处于被动服从的地位，他们之间的关系犹如"师徒如父子"的关系，师统徒，控制一切，徒从师，唯命是从。这种医医之间的关系，在人格上不平等，学术上不自由。这不仅影响下级医生的学术发展，也影响上级医生的学术提高，对病人不利，对医学发展也不利。

另外，平等还表现在医医之间的机会均等，即对相同情况的医生应该相同对待，对不同情况的医生要不同对待。但有些上级医生、科主任不平等待人，任人唯亲，导致了医医关系的紧张。当然，平等决不是平均主义"大锅饭"，而应奖励和晋升那些在同一起跑线上做出优异成绩的医生。

在平等的基础上，医医之间要相互尊重。一要尊重他人人格，不要在病人面前相互责怨某某医生的医疗差错和技术水平如何如何，提高自己，贬低别人。二要保密他人的生理缺陷和隐私，否则将会影响医生之间的信任，造成医医之间的矛盾而不利团结。三要尊重他人的才能、劳动和意见，医生的才能有高有低，即使同级医生也是有差别的。因此，要客观地估价自己和他人，取人之长，补己之短，不要妒贤嫉能或贬低他人而抬高自己。在接待转诊病人时，要肯定转诊医院、科室和医务人员的先前工作，要尊重原经治医生的劳动，不要在病人面前诋毁其名誉，贬低人家而抬高自己；在会诊时，要实事求是和尊重会诊医生的意见，不要出难题和转移自身的责任等。医医之间相互尊重，绝不是相互吹捧，也不是无原则的一团和气，而是要共同遵守医医之间的道德要求。

（二）互相帮助，相互信任

医务人员的价值取向应是防病治病、实行社会主义医学人道主义、全心全意为人民的健康服务。这个取向，体现了劳动人民的整体利益，体现了社会主义的集体主义精神，体现了社会主义道德的要求。因此，医医双方都要为对方的工作提供方便、支持和帮助，都要相互承认对方工作的独立性和重要性，都要履行相互支持和帮助的义务。然而，医医之间的相互帮助不能理解为无原则的讲情，更不能认为是互相包庇错误、医疗差错和事故。

在相互帮助的同时，还要相互信任，信任是相互协作的基础和前提。医医之间要达到相互信任，首先要立足于本职，从自我做起，即在自己的岗位上发挥积极性、主动性和创造性，以自己工作的可靠性和优异成绩去赢得其他医生的信任。同时，自己也要对其他医生的能力、品格等有一个正确的认识，认识过低难于产生信任，认识过高而产生的信任又难以持久。若与同事间发生了个人意见分歧，应努力设法达到谅解。不得恶意中伤、诽谤或传播有损于同事执行业务的言论。否则，将会加剧不信任程度。

（三）相互协作，彼此监督

在相互信任的基础上，才能产生医医之间协作的愿望和赋有成效的协作。协作是提高医疗质量、多出快出科研成果的客观需要。在协作中要明确协作是相互的，互利的，不能以个人为中心；要采取积极主动的态度，才能达到实质的、持久的协作，而不是表面形式上协作。特别是在现代医学技术高度发达的今天，没有多科室、多专业医医之间的协作，是难以提高医疗质量和取得科研成果的。

在相互协作的同时，为了病人的利益，还要彼此监督，当发现其他医生出现差错、事故苗头时，应及时提出忠告或批评，不能事不关己，袖手旁观，更不能等着看别人的笑话而听任差错、事故的发生。对医疗差错、事故或有失医生尊严的行为等要敢于批评。同时，医生对别人的忠告、批评和揭发也应抱着虚心的态度认真对待，不能置若罔闻，更不能认为是有意刁难，否则后果不堪设想。

（四）相互学习，公平竞争

相互学习是医务人员的美德，在医务人员中，各人的年龄、资历、专业、经验、技能等都不尽相同，相互学习可以取长补短，促进各自的博学多知，有利于综合性研究和疑难病的攻关，还可以互相激励，促进转化，以达到共同提高的目的。

共同提高，绝不是不允许"冒尖"。要鼓励发挥各自的优势，在同一起跑线上进行公平的竞争。随着市场经济的发展和卫生改革的深入，竞争观念已深入人心。但我们提倡的公平竞争是充分发挥个人的技术特长，专业优势，以维护和增进人类健康为目的的，绝不能把竞争理解为垄断医疗技术、设备和资料，相互保密，拒绝协作，争名夺利，这是医学道德所不允许的。

二、医护之间的道德要求

医生和护士都是为了维护病人的利益，共同与疾病做斗争的并肩战友，是不可分割的整体。两者的目标是一致的，只是在医疗工作中分工不同。因此，医护关系是密切的，在长期的医疗活动中形成了医护共同遵循的道德要求。

（一）平等协作，密切配合

医护各有自己的岗位、专业，只是在医疗活动中的分工不同，而在人格上没有贵贱之分，彼此是平等的。但受传统医护道德的影响，在一些地区、医院仍然存在着"医生的嘴，护士的腿"的思想意识和现象，这势必影响医护之间的平等关系。只有医护双方完全处于平等地位，没有权威与非权威之分，双方只有树立为病人服务的思想时，才能达到医护之间的真正平等。

在平等的基础上，搞好医护之间的协作。护士除按医嘱要求敏捷、准确地完成护理任务外，还要主动地协助医生观察病人，及时给医生提供各种信息，以利于医生诊治工作的顺利进行；而医生也要主动地倾听护士对诊治方案的意见，积极采纳合理化建议，并尽力协助护理工作或为护理工作提供方便。如果医护在诊治中出现了差错事故，要本着实事求是的态度，双方都不要推卸责任。

在平等协作的同时，要密切配合。病人病情突变时，医护都要相互代替工作。如遇心脏骤停病人，护士应果断地进行心脏按摩，以免失去抢救时机，与此同时，迅速报告医生处置。同样，为了病人的需要，护士不在时或抢救病人忙不过来时，医生也要替代护士做些护理工作。

(二) 尊重信任，彼此监督

在平等协作，密切配合的基础上，医护之间要尊重信任，尤其是医生更应对护士尊重。双方要充分认识对方的职责和作用，承认对方工作的独立性和重要性，相互支持对方的工作。在医疗过程中，护士接触病人的机会多，对病人的情况了解得也比较细，有利于对诊治工作提出合理的意见，医生要重视护士所提供的病人的情况和提出的合理建议，及时修改医疗方案，同时要体贴护士的辛勤劳动，支持护士工作。护士也要尊重医生，主动协助医生工作，认真执行医嘱。

医护之间要相互制约，彼此监督。医护双方为了共同维护病人利益，为防止医护差错事故的发生，必须互相制约和监督，坚持批评与自我批评，对彼此出现的差错事故苗头都要善意地批评帮助，切不可互相责难，袖手旁观，要纠正不良的医护作风。医护之间对医疗差错遮遮掩掩，对违反规章制度的人和事得过且过的不负责态度，都是错误的，也是不道德的。

三、医技之间的道德要求

医生与医技科室人员的分工不同，但相互之间的共同目标是一致的，都是为人民的健康服务的。在医疗、科研活动中医生与医技人员形成了共同遵守的道德要求：相互平等，尊重至上，彼此信任，团结协作。

(一) 相互平等，尊重至上

在维护病人健康利益的共同目标下，临床医生与医技科室人员的分工是不同，但彼此的关系是平等的。由于受传统观念的影响，过去把医技科室称为辅助科室，因此有的人也就错误地认为医技科室及其人员都是依附临床科室而存在的，医技人员是为医生服务的。只有搞清这种错误的思想观念，使双方完全处于平等地位，才能达到医技之间的真正平等。

在平等的基础上，应建立起尊重至上的道德风尚，要互相尊重，不要在病人面前相互责怨。如检验科、影像科、药剂科人员不要随意责怨医生开的化验单、照相单和处方，医生也不要随意责怨化验单不准、照相看不清、常用药还缺货等，彼此间要相互体谅，对待出现的问题、矛盾要及时沟通，主动协商，不要让病人跑来跑去，更不能不负责任或借病人"撒气"。

（二）彼此信任，团结合作

医技之间要达到相互信任，首先要在各自的专业岗位上，做出优异成绩来赢得对方的信任。其次是对对方的能力、品格等要给予正确的评价，过低和过高都会影响彼此的信任。如检验科人员要以自己工作的敏捷性、准确性，去赢得临床医生的信任；医生也要对检验科人员的工作有一正确的评价，尽力减少重复化验。另外，彼此都要主动地加强沟通和联系，及时解决容易引起不信任的问题，达到相互理解和谅解，消除存在的误会，不要私下里议论和到处张扬。

在相互信任的同时，搞好团结协作是医技双方的道德责任。团结协作是医技关系中不可缺少的道德要求，无论是临床医疗，还是医学科学都需要双方的团结协作。团结协作是提高医疗质量，取得治疗效果的保证，也是医学科学快出成果、多出成果的重要条件。因此，双方都要严格要求自己，体谅对方的困难和工作的劳累。如果协作中出现问题，不要彼此埋怨，更不能把怨气发泄到病人身上而影响治疗。要各自多做自我批评，把意见统一到为病人服务上，妥善解决。

四、医务人员与行政后勤人员间的道德要求

医院要适应市场经济的发展，就必须改变医院管理的传统观念和模式，把市场经济的竞争机制引入到医院管理中来，使医院管理更加科学化、规范化。这就需要后勤人员为临床第一线服好务，行政管理人员以病人为中心，把临床医疗和医学科研成果开发放在首位，协调好与各类医务人员的关系。因此，研究医务人员与行政后勤人员关系中的道德要求是十分重要的。

（一）平等待人，互相尊重

医务人员与行政后勤人员，存在着领导与被领导的关系，但不存在服务与被服务的关系。他们之间在人格上，工作性质上彼此都是平等的，有些人认为后勤人员是为医务人员服务的观念显然是十分错误的、片面的。

在实际工作中，双方之间不仅要平等待人，还要相互尊重，防止出现医务人员随意指责行政管理人员"做官当老爷"、"官僚主义"和行政人员动辄训斥对管理工作有意见的医务人员的现象，影响医务人员与行政人员的关系。医务人员要理解行政人员管理工作的复杂性和困难，行政人员也要善于倾听医务人员的意见，欢迎他们参与管理。

（二）支持理解，相互协作

医务人员要理解行政人员的艰辛，大力支持配合他们的工作。行政人员在为临床第一线服务中，在人员配备和协调各类医务人员的关系上，医务人员与行政人员有一致的方面，也会有矛盾的方面。因此，医务人员要如实反映临床第一线的需要，既要为行政人员解决实际问题，又要树立全局观念，支持他们的合理决策。

为了病人的健康利益和医疗工作的需要，医务人员必须与后勤人员搞好协作。医务人员要尽力支持后勤人员的工作，体谅他们的困难，不要借助病人给他们施加压力，同时在奖金、物质分配时要兼顾到后勤人员的利益；后勤人员应主动上门为临床医疗、科研和教学等第一线服务，同时尽力为医务人员的生活提供方便，解除他们的后顾之忧。

思　考　题

1. 什么是医疗人际关系，它包括哪几种基本的关系？

2. 不同时期的医患关系是怎样形成的？社会主义社会医患关系的特点是什么？

3. 处理医患关系应遵循哪些医德要求？

第五章 临床诊治中的医德

在临床诊治中，医务人员的道德境界，直接关系到能否以正确的诊断和恰当的治疗为病人解除病痛。临床诊治过程中，每一个步骤与环节上的道德要求，都对病人的生命安全及其家庭的悲欢离合有现实意义。

第一节 临床诊断中的医德

临床诊断是医务人员通过询问病史，进行各种检查和辅助检查，收集患者的病情资料，加以归纳分析，作出概括性判断和采取治疗的全过程。这个过程需要医患双方的相互配合。一方是患者要求帮助，另一方是医务人员给予帮助，这种关系不同于一般的人与人之间的关系，它是一种特殊的人与人的关系。协调诊疗过程中人与人的关系行为的规范的总和被称为临床诊疗道德，临床诊疗道德是医务工作者选择最佳诊疗方案的依据和准则，是衡量医务工作者道德水平高低的重要尺度。

一、问诊中的道德要求

问诊是医生询问病人或陪诊者，了解疾病的发生、发展、治疗经过、目前症状和其他与疾病有关的情况，以诊察疾病的方法。要使问诊准确，除了医学科学知识和技术之外，医务人员还应遵循疾病诊断中的道德规范。

问诊是临床疾病的重要一项，在四诊中占有重要地位。对于疾病的很多情况，如病人的病史、自觉症状、既往健康史和家庭史等，只有通过问诊才能获得。了解上述方面的情况，可为医生分析病情、判定病位、掌握病性、辩证治疗提供可靠的依据，特别是对于那些只有自觉症状而缺乏客观体征的疾病和因情志因素所致的疾病，就显得更为重要。同时，询问病人的主要疾病，又可为医生有目的、有重点地检查病情提供线索。所以历代医家向来重视问诊。如《素问三部九候论》说："必审问其所始病，与今之所方病，而后各切循其脉。"《疏五过论》说："凡欲诊病，必问饮食居处。"明代张景岳也认为问诊是"诊病之要领，临证之首务"，并在《景岳全书十问篇》中对问诊的内容及其辩证意义作了详细的阐述。

问诊时，医生要首先抓住病人的主要病痛，再围绕主要病痛进行有目的、有步骤的询问，既要突出重点，又要全面了解。同时，医生要以高度热忱的精神和认真负责的态度进行详细询问，对病人要给予同情，说话要和蔼可亲、通俗易懂（不能用医学术语问话）、耐心细致，这样才能取得病人信任，使病人详细地倾吐病情。如发现病人叙述有不清楚不全面之处，医生可进行必要的提示和启发，但切不可用自己的主观意愿套问或暗示病人，以免使问诊资料与实际情况不符。在问诊中医生还要注意，不要给病人精神带来不良刺激或产生不良影响，要帮助病人建立起战胜疾病的信心。对于危重病人，医生要为抢救病人作扼要的询问和重点检查，及时进行抢救，对不详细之处再作补问，不可为苛求完整记录而耽误对病人的抢救。

在问诊中要求医务人员有高度的道德责任感。应做到：

（1）仪表端庄。要想让病人信任，首先应以端庄稳重的仪表出现在病人面前。衣着整洁，神态安详，举止大方，态度诚恳，热情相待，给病人一种同情、信任和鼓励的目光能使病人消除顾虑，稳定病人情绪，产生信心。相反，不修边幅，表情傲慢，举止轻浮，会使病人缺乏安全感及不信任医生。

（2）言语亲切。医务人员亲切而温和的语言，会使病人乐于接受询问；通俗易懂的语言，使病人感到平易近人，这些都是取得病人信任的基础。相反，粗鲁的语言，会使病人感到受辱、缺乏安全感；用高傲、难懂的语言会使病人感到疏远，缺少对医生的信任感。

（3）听诉耐心。病人是疾病的亲身体验者，他们的自诉常常能真实反映疾病演变过程的因果关系，提供认识疾病的重要依据。但是，由于病人的职业、文化水平、表达能力不同，对病情的主诉差异甚大，为获取完整的病史，医务人员必须耐心听取病人的主诉，态度诚恳，不要随便打断他们的主诉。否则，会遗漏许多重要的病史资料，致使病史不完整、不全面。

（4）询问仔细。医生在取得病人的信任和合作的基础上，要根据病人的主诉和其他三诊的资料进行有系统、有重点、有目的地询问。疾病的发生、发展及临床表现有一个过程，对此过程的各个环节的询问必须仔细严密。凡因询问而漏问的都要补问，绝不能敷衍了事，更不能编造病史、欺上瞒下。也不可凭自己的主观印象暗示、诱导病人，以避免得出不符合客观实际的结果。

二、体检中的道德要求

体检是通过体格检查来收集资料、认识疾病的一种诊断方法。体格检查是医生利用自己的眼、手、耳等感觉器官或借助于简单的诊断工具（如听诊器等）进行检查以发现疾病的一种重要手段，是一种最简便、最实用、应用最广、行之有效的诊断方法。体格检查时的异常发现叫作体征。体格检查的基本方法有视诊、触诊、叩诊和听诊。多数疾病可通过体格检查再结合病史作出临床诊断，一部分需要特殊检查的疾病也必须由病史及体格检查的结果来考虑检查的方法。然而，体格检查或多或少会给病人带来一定的痛苦和心理上的焦虑。因此，医务人员进行检查时应该关心体贴、尊重病人的人格。

（1）检查时要关心体贴病人。因为人患病后心烦、疑虑、恐惧，需要受到他人的尊重，对尊严更为敏感。必须避免使病人过劳、受凉或增加病人的痛苦，绝对不许单纯将病人作为学习对象和不顾病人痛苦的种种做法。

（2）体格检查的环境应安静、温暖且有适当光线。检查时医生应严肃认真、耐心细致、手法轻巧、操作正规、依次暴露病人的被检查部位，并按一般状态、皮肤、粘膜、毛发、淋巴结、头、颈、胸、腹、肛门、直肠、外生殖器、脊柱、四肢和神经系统的顺序进行。不要暴露与检查无关的部位。对待被检查的病人不得多语调笑，谈谑喧哗。男医生检查女病人性器官应有护士或家属在场。

（3）体格检查既要全面、系统、详细，又要有重点。如遇危重病人，应首先进行重点检查，以便立即进行抢救，待病情好转后，再作全面检查，切忌粗枝大叶，草率从事，发生漏诊、误诊。

（4）同情、关心、体贴地进行体格检查，是医务人员体现医学人道主义的具体表现。以人道精神对待病人就应该做到检查手法轻柔、敏捷、正确，思想集中，态度温和，表情慈祥。

三、特殊检查中的道德要求

特殊检查包括放射诊疗、核医学诊疗等。它主要是研究影像学及放射学的临床应用、理论基础和辐射防护等。放射性药物、放射线与各种探测仪器是进行特殊检查中必不可少的条件，射线的生物效应是始终需要考虑的重要因素。因此，特殊检查的伦理道德有其自身的特殊内容。为了使先进的技术能够更好地为临床医学服务，为人民服务，医务工作者应遵循：

（1）最优化原则。任何临床学科在诊断、治疗过程中，都存在最优化原则。病人在就医过程中，会遇到许多种不同情况，需要接受各种检查，服用不同药物或某些特殊治疗措施。临床最优化即付出最小代价以获得最大的效果。特殊检查中的最优化原则主要指在保证诊疗效果的前提下，正确运用放射性药物，尽量发挥射线的有益作用，把副作用降低到最低水平。其内容包括准确地选择检查方法，合理地使用放射性药物，科学地操作，正确地评价检查结果以及控制射线的环境污染等。①选择检查方法力求准确，避免滥用放射性检查手段；②合理正确地使用放射性药物；③科学的技术操作，严密的技术管理；④正确地评价实验结果，使各项检查都应发挥应有的临床效果；⑤环境保护的最优化。

（2）维护患者身心健康原则。在医疗活动中应注意，保护性医疗对保证诊疗工作的顺利进行具有重要的意义。特殊检查的结果对诊断、治疗以及预后常起决定性作用，因此，病人在接受检查过程中，往往存在紧张不安的心理状态，家属也顾虑重重。医务人员应自觉地对病人及其家属做好精神保护，防止医源性的不良性影响。接待病人或家属态度要诚恳、热情、详细了解病情并对有关的检查做必要的说明，解除顾虑并取得合作配合。在检查过程中不在病人面前分析病情，以免造成患者的误解，增加思想负担。在得出结论后，要向病人或家属做出适当的交待，争取病人配合做进一步的诊治活动。对于病情较严重的、经检查已证实患有严重疾病的病人，更需进行精神保护，可与家属密切合作，采取妥善的方式，以保护病人正常的心理状态。对于与情绪或精神因素有关的疾病，如患有甲状腺机能亢进的病人，其本身情绪就不稳定，有烦燥、易激动等特点，更应注意实行保护性医疗。医学实践中的保护性原则，反映了医务工作者的专业素质与品德素质，直接关系到诊疗效果，所以，医务人员必须认真贯彻。

第二节　临床治疗中的医德

在临床治疗过程中，是否按医学道德原则办事，效果迥然不同。实践证明，治疗失当，并非都由业务知识缺乏、技术水平不高或设备条件不好所致，而是与违背医学道德原则有关。因此，治疗效果的好坏，与医务人员医德水平的高低有直接关系。

一、药物治疗中的道德要求

药物治疗是临床最常用的治疗手段。"药到病除"是人人都向往的，然而药物作用具有双重性，既能治疗疾病，又有其毒副作用，引起药源性疾病甚至造成残疾、死亡等。医务人员要掌握药物治疗原则，充分发挥药物在治疗疾病中的有效作用，防止由于用药不当给病人造成不应有的危害，所以医务人员在临床治疗中除精通药物外还应遵循：

（1）安全有效。用药必须掌握在安全有效的范围内，应考虑用药剂量及机体耐受力，尤其对一些效力较高、安全范围较窄、排泄较慢的药物需倍加注意。药物治疗疾病必须达到利大于弊。用药前应充分分析病情，了解病人的机体情况，估计产生的毒副作用，及时地采取纠正损害的措施，以确保用药的安全有效。更应注意要根据病情轻重缓急选择适当的剂量，使之控制在安全有效的范围之内，切忌盲目追求高效与快效而违背科学规律滥用药物。

（2）远期效果好。用药物治疗时，不仅要看到用药的近期疗效，还需要注意药物的远期效果，特别要注意远期的不良影响。例如，广谱抗生素、贵重药物、补益药物的大剂量使用，往往只见短期疗效，却会使病人的长期利益蒙受损失。病人常有渴望得到高效、快效、贵重药物的心理，但他们并不懂得药理、药效，不懂得用药后的远期效果。如果医生单纯迎合病人的心理要求，追求所谓的"药到病除"、"医术高明"而滥用药物，开进口药、贵重药，把维生素当作安慰药，滥用抗生素、激素等，虽能得到病人一时的信任，但实质上却损害了病人的长远利益，有的可导致药源性疾病的发展，使病人增加痛苦，这是违背医学道德的。

（3）毒副作用小。凡是临床治疗药物都有正作用和副作用，即治疗作用和毒副作用，特别是化学药品的毒副作用是至今仍未解决的一大难题。但对于药物治疗也不能因噎废食，这就要求临床医生在处方用药时一定要考虑到药物的正副作用，根据病人的体质、抗药能力等个体差异情况，审慎地选择药物及其剂量。既要注意提高药物的疗效，确保治疗效果，又要注意防止药物的毒副作用对人体的危害，以确保病人的健康利益和生命安全。对一些容易引起变态反应的药物，必须按规定做好过敏试验，防止发生意外。

（4）节约廉价。少花钱、治好病，这无疑是绝大多数病人的希望。用药的目的是为了治病，廉价药物能达到目的就不用贵重药。这个原则无论从病人自身利益还是从社会公益的角度看都是正确的，符合最优化原则。无论是对自费病人还是对公费病人，都应贯彻这一原则。在临床上，病人往往认为药价越昂贵药效越可靠。迎合这种心理来处方用药是不负责任的，也是不符合医学道德的。那种为了医院的经济收入而不顾病人利益，开"大处方"、实行"药海战术"的作法是不符合医德要求的。

二、手术治疗中的道德要求

手术是外科治疗疾病采用的主要手段。手术可使不少顽疾妙手回春，转危为安。另一方面，手术治疗虽然能消除病灶，达到一定的治疗目的，但是它毕竟是一种创伤性的治疗手段，弄不好还可能使病人留下永久的损伤。可以说手术的成功与否是外科医疗质量的关键，它不仅取决于医务人员技术水平的高低，而且还取决于医务人员医德水平的高低，所以医务人员必须严格遵守手术治疗中的道德要求。

（1）掌握手术适应症。认真确定手术适应症及选择手术时机，是外科治疗的一个重要环节。任何手术治疗，不论方案设计多么巧妙、精细、周密，对于人体的器官都具有一定的破坏性，是以一定的损伤性为前提的。正是这一特点决定了手术治疗中医务人员一定要权衡手术治疗与非手术治疗的利弊及界线，严格掌握手术治疗的适应症。手术治疗如果是病情确实需要的，在现有条件下其他治疗方法又不能与其相比的，则是最好的治疗方法。凡是可作可不作的、术后无希望的以及术后反而加速病情恶化的手术，或手术治疗虽属必需，但手术条件并不具备的都不宜施行手术治疗。决定是否实施手术治疗，除了病人具有手术适应症外，还必须取得病人的同意，并覆行签字手续。要病人同意就必须使病人知情，了解病情、手术方式、术中术后可能出现的异常情况等，即知情同意原则。如遇病人昏迷等特殊情况，则由家属或单位代替表示同意。违反知情同意原则的手术（特殊情况除外）显然是与医德准则相违背的，是不可取的。

（2）选择最佳方式。在手术治疗过程中，医务人员应本着对病人负责的精神，严肃认真，一丝不苟，从病人的病情及个体差异考虑，从手术的近期效果与远期效益考虑，从治疗作用与损害作用及术后并发症、全部治愈与部分治愈等考虑，进行全面分析，反复比较，权衡得失，选择最佳的手术方式，从而达到减少手术治疗带来的损伤性，保证正常组织和器官免遭破坏。同时，手术中要动作敏捷、沉着、果断，不马虎迁就，不谈论与手术无关的事，集中精力做好手术。术中医护人员切忌讲容易引起病人误解的话，如"糟了"、"坏了"、"错了"等等，以免引起医源性疾病。

（3）不抢手术做。手术的另一个特点是技术性很强，它是由复杂的脑力劳动和体力劳动相结合的综合性技术。任何一个手术治疗都涉及到手术的难度、医务人员技术的熟练程度、麻醉止痛效果、控制感染措施及输血等多方面的技术问题。为此，在手术治疗中，医务人员绝不能不顾自己的技术水平高低及病人的利益而争抢手术。更不能为了提高个人的技术、操练技术而做本来不该施行的手术。争抢手术、滥施手术都会增加病人的痛苦，是违反病人利益的不道德行为。另一方面，因为有些手术有一定风险，医生怕承担风险而采取回避的态度，推卸手术，也是不道德的。

（4）术后重视观察。术后的观察、护理对及时防治手术并发症具有重要意义。临床上许多重要的病情变化往往是在术后发生的。所以加强术后观察、及时发现问题、进行积极处理，不仅能保证手术的成功，而且有利于病人早日痊愈。那种错误地认为手术结束即万事大吉，忽视术后观察护理的麻痹思想是不可取的。

另外，术后主刀医生要根据手术经过详细记录，而后检查、修正签字。那些记录不详，或为了掩盖诊断上的错误故意歪曲手术所见，或对术中由于操作过失引起的脏器损害有意回避等的作法都是医德所不容的，一经发现应进行教育和处理。

三、心理治疗中的道德要求

随着医学模式的转变，心理治疗越来越受医务人员的重视。心理治疗作为疾病的一种重要治疗方法自古有之，早在公元前二世纪，古希腊和古埃及的医生就已经使用催眠暗示方法来治疗疾病，他们十分强调医生语言的治疗作用，把语言作为心理治疗的最重要手段。《黄帝内经》中有许多关于心因致病和心理治疗理论和方法的论述，例如提到关于开导式心理治疗时讲："人之情，莫不恶死而乐生，生之以其败，语之以其善，导之以其所便，开之以其的苦，虽有无道之人，恶有不听者乎。"意思是要利用病人求生的欲望，一方面告诉他疾病的危害，要认真对待，同时又指出疾病是可以治好的，以增强战胜疾病的信心；另一方面告诉病人如何调养及治疗，以帮助病人解除紧张、消极的情绪，这样病人都乐于接受。

有人称心理治疗为精神疗法。心理治疗从广义来讲，包括人所处的环境和生活条件的改善、医生的语言作用、特殊的布置以及医生所实施的专门心理治疗技术等；从狭义来讲，专指医生对病人所实施的心理治疗技术和措施，包括觉醒状态下的治疗和暗示治疗等等。

心理治疗的定义，到目前还没有一致的说法。心理治疗一般要通过医生与病人之间的一个相互交往过程来实施，即医生通过他的语言、表情、姿势、态度和行为去影响、改变病人的感受、认识、情绪、态度和行为等，从而减轻或消除导致病人痛苦的各种紧张因素、消极情绪和异常行为，以及由此引起的各种躯体症状。

总之，通过心理治疗，有助于病人中枢神经系统机能的恢复和加强，使其精神和身体状态获得改善而达到治疗的目的。心理治疗是一种特殊的疗法，医务人员应遵循以下要求：

（1）尊重、关心病人。病人一方面由于疾病的折磨而表情痛苦、体态丑陋，极易产生自卑心理；另一方面，由于是求助于医务人员的帮助，处于被动地位，客观上存在着"被动祈求"的心理，担心受到医务人员的冷落、鄙视等，给心理治疗带来了阻碍。要消除这种心理障碍，医务人员应关心、同情病人，尊重病人的人格，礼貌相待，热情相迎，对病人一视同仁，消除病人对医务人员的不信任，消除病人的孤独感和自卑感。

（2）了解病人，有的放矢。病人患病之后的心理状态十分复杂，他们担心疾病能否治好，担心疾病影响自己的事业和家庭，担心受到医生的怠慢，担心支付不起医疗费用等，种种顾虑与担心使病人产生了恐惧心理；有的病人把康复希望完全寄托在医生身上，产生了依赖心理；还有的慢性病人在治疗不理想时产生消极、急躁心理等。对于这些复杂的心理状态，医生必须要向病人循循善诱地了解病情，掌握病人的心态，根据病人的心理需要，有的放矢地进行心理治疗。

（3）积极鼓励病人。心理治疗是通过医生与病人之间的相互交往和作用来实现的，因此良好的医患关系的建立是心理治疗成败的主要因素。所以治疗中不应过分强调医生对病人的权威作用以及病人对医生的依赖，而应尽量启发病人与疾病作斗争的主观能动性。心理治疗的宗旨不是去教育和改造病人，而是帮助病人自己起来改变自身的病理状态，让他们在治疗的过程中发挥积极的主动作用。医生要成为病人的朋友，而不是教育者。

（4）使病人消除疑虑、树立信心。病人来院治病时，最担忧的是自己的病情，希望得到及时、可靠、安全、有效的治疗，避免发生各种意外，不因疾患或误治降低自己的生命质量，因此，病人迫切需要了解确诊意见、治疗措施以及有关愈后等各种情况。对此，医务人员应耐心聆听病人各种内容的诉说，善于发现病人的苦恼，及时介绍疾病医治意见，回答病人关心和提出的多种询问，正确估计愈后，正确解释和说明有关的治疗问题，以科学的方法解除病人的各种疑虑，以增强病人战胜疾病的信心和力量。

思 考 题

1. 临床诊断中有哪些医德要求？
2. 临床治疗中有哪些医德要求？

第六章　医学科研中的医德

医学科学研究是人们为了认识和揭示人体的健康、疾病及其防治的本质和规律而进行的一种实践活动。医德在医学科研活动中发挥着重要作用，它是完成医学科研任务、取得科研成果的重要保证。

第一节　医学科研的特点

一、医学科研的任务与意义

医学科研是从人的整体性及其与外界环境的辩证关系出发，运用科学方法探究人体各种生理、病理现象的本质和运动规律，并运用这些规律探索出防病、治病、增进健康的方法、技术和手段。因此，医学科研的基本任务是认识和揭示人类生命活动及其与外界环境的相互关系，认识疾病的发生、发展和转归过程，探寻并提出防治疾病、增进人类健康的有效措施、方法和途径，以达到提高医学科学水平，保障人类健康，促进社会发展的目的。

通过医学科研，第一，可以提高医疗质量和学术水平，进一步推动医学科学的发展。科研成果的取得，不仅有利于阐述疾病的发生、发展规律，明显地提高防治效果和全人类的健康水平，获取良好的社会效益，而且还能减轻患者的经济负担，提高卫生资源的利用率。第二，可以提高医务、科研人员的水平，培养和造就优秀医学人才，从而改善医务队伍的质量、构成。例如医生参与科研，可以训练观察和思维能力，提高诊治水平；教师参与科研，可以丰富讲课内容，掌握前沿信息，提高教学水平；学生参加科研，可以培养情报意识，掌握基本技能，提高分析问题和解决问题的能力。第三，可以普及医学知识，提高全民族的医学修养和社会医学科研水平。医学科学是人类在同疾病做斗争的长期过程中逐渐形成和发展起来的，作为人类对自身认识的认识体系，不仅有助于人们掌握生命运动的本质特征和发展规律，而且使唯心主义、愚昧迷信等伪科学的思想、理论无立足之地，对人们破除迷信、解放思想、勇于改革、勇于献身的品质的形成和全社会的精神面貌都将发生深刻影响。

二、医学科研的特点

医学科研的对象是与自然和社会息息相关的人，其研究内容涉及人的生老病死的生命过程。在医学科研过程中要充分认识到，生物医学模式被生理-心理-社会-医学模式所取代是现代医学科学发展的必然。医学科研对象的复杂性，决定了其研究工作的特殊性。

（1）医学科研具有双重性。①研究对象具有双重性。医学研究的对象是人类自身，研究的成果最终要应用于人体。人是自然长期发展的产物，是世界上最复杂的生命体。人不仅具有形态学、生理学等生物学属性，而且还具有语言、思维、人际关系等社会属性；不仅有生理活动，还具有心理活动。因此，对人的健康和疾病的规律、现象与本质的认识既要考虑其生物医学的规律和模式，还必须考虑其心理、社会、环境等因素的影响。为适应这种医学模式，要求从事科研的医生开阔眼界，在选题、设计、实施计划和结果分析时，必须从生物学、心理学和社会学三方面来研究问题、解释问题和解决问题，这也就增加了研究工作的复杂性和难度。②研究结果具有双重性。与许多科学发现相同，医学科研的结果亦具有双重性，或是有益于人类，或是给人类带来灾难。这就要求参与医学科研的医务工作者在医疗实践和科研过程中，要充分估计到其科研活动对人体产生的损害和潜在危险，并事先提出相应的措施和补救办法，最大限度地保障人体安全。对于那些非人道的实验则绝对不允许进行。

（2）研究方法具有复杂性。由于医学科研的研究对象是人，而人的生命又是不可逆的，这样就使许多试验、观察要受这种客观条件的制约，不宜直接在人体上进行。因此，它需要研究者要有严密、合理的科研设计，采取模拟方法，建立动物模型，经过一定时间的观察，当确定对人体无害时，才能用于人体，之后再进行分析比较、综合判断，这样方能获取正确的结论。这就使科研的程序繁杂，研究的周期较长，要求研究者不仅有周密的设计，还需有坚韧不拔的毅力，勇于和善于攻克难关。

（3）在临床科研中，不仅要重视个体的研究，还要重视群体的研究，要把个体和群体研究紧密地结合起来，相辅相成，才能对疾病的本质有一个较全面的了解，采取有效的防治措施，造福于人类。

（4）为了客观地评价试验性措施的效果，必须设置对照组，要求对照组观察的对象与实验组的条件基本一致，而且要同步进行对比研究，因此研究者需在观察过程中随机公正，不偏不倚，以保证研究结果的准确性、客观性和可信性。

第二节　医学科研中的道德要求

一、医学科研的道德意义

医学科研中的医德，是医学伦理学的重要组成部分，是医学科研工作者在科研活动中必须遵循的行为准则，是开展科研工作取得科研成果的重要保证，因而对医学科学事业的发展具有重要意义。

1. 端正科研动机，把握科研方向

医学科研的任务在于揭示生命运动的本质和规律，防病治病，提高人民的健康水平。而医学科研中的医德则起着端正医学科研

动机，把握医学科研方向的重要作用，它能促进科研工作者以对人民极端负责的态度来衡量自己所从事科研课题的利弊，不计较个人的得失，一切从人民的利益出发，全身心地投入到科研工作中，严谨治学，坚持真理，修正错误，而这是取得科研成果的重要前提。如中国清代医学家王清任发现前人对脏腑的描述有不少错误，于是冲破传统观念进行人体解剖研究，他采用动物实验对比，向有实践经验的人请教，以实事求是的治学态度，终于在解剖学上有所创见，写出《医林改错》。

2. 激发创造性，发扬勇于献身的精神

医学科研中的高尚医德，能激励科研工作者为发展医学事业而坚韧不拔、勇于献身，这是医学科研取得成果的根本动力。医学科研是一种精细的、复杂的、创造性的劳动，在科研的征途中充满困难和险阻。医学科研工作者必须具有坚强的意志、百折不挠和无私奉献的献身精神，才能敢于攻坚，取得高水平的科研成果。例如，我国著名热带病专家钟惠澜教授60年代为研究黑热病，不顾高龄体弱，多次下云南考察，并在自己、妻子身上进行犬黑热病病原体的注射实验，结果证实了犬-人-白蛉三者在黑热病流行中的联系，写出了论著300多篇，为消灭黑热病作出了重要贡献。

3. 团结协作，密切配合

医学科研中的高尚医德，可以促使科研工作者谦虚谨慎，团结协作，尊重他人的劳动，这也是医学科研取得成功的重要条件。医学科研的发展和进步，从来都是集体共同奋斗的结果，特别是在医学科学发展到高度综合又高度分化的今天，如果没有团结协作、密切配合，要想有所成就是不可能的。这就要求科研人员，要讲究医德修养，具备团结协作、密切配合的道德精神，共同做好医学科研工作。

二、医学科研中的道德要求

医学科研医德贯穿于医学科研活动过程的始终，从准备阶段的科研选题、实施过程到科研成果应用的每一个阶段，都有相应的具体医德要求。

（一）医学科研选题的医德要求

科研选题是科研人员获取、处理和利用信息，结合各方面条件确立研究课题的过程。科研选题在技术上要解决的问题是"做什么"，在理论上要解决的是"能不能做"。而在这两个问题之前，首先要回答的则是一个伦理问题——"应不应该做"。因此，科研选题中有严格的医德要求。

（1）端正医学科研动机，符合人民健康需要。医学科研人员在进行选题的时候，首先要端正医学科研动机，使选题符合人民健康需要，遵循可行性原则，从医疗卫生事业发展和人民身心健康的需要出发，追求医学科学的发展，为人类造福。切不可从狭隘的自我出发，单纯追求自私的名、权、利。医学家林巧稚大夫就是医学科研工作者的榜样，她在解放初期集中精力研究性病和妇女常见病的诊断技术，六、七十年代积极投身于计划生育、优生优育和妇幼保健工作的研究，晚年又主攻妇科肿瘤的防治，她的科研方向总是维系着人民的健康利益。

（2）坚持实事求是，一切从实际出发。医学科研选题时，要坚持实事求是的原则，尊重实际，既要根据实际需要，又要考虑主客观条件的可能，如个人或集体的知识结构、人才素质，以及设备条件、经费、协作条件等，综合做出判断。切不可单凭热情，脱离实际需要和必备的条件，而完全从个人主观臆想来选题，这不仅违背了客观事实，也是医学科研道德所不允许的。

（3）具有开拓创新精神，赶超医学先进水平。医学科研人员选择课题，必须具有开拓创新精神，勇于赶超医学先进水平。要熟悉学科历史状况，掌握学术发展动态，高瞻远瞩，自信自强；切不可胸无大志，安于现状，无所创新，墨守成规，迷信权威。

（二）医学科研实施过程中的医德要求

医学科研实施过程，是实现科研目标的极其复杂、极其重要的活动阶段。科研过程具有难度大、环节多、责任重和人际关系复杂等特点，这就更加突出了医学科研实施过程中的医德要求。

（1）医学科研设计要建立在坚实的业务知识和统计学知识的基础上，要坚持以科学的方法为指导，使之具有严格性、合理性和可行性。课题设计要按照统计学的随机、对照和重复三原则来进行，任何科研课题的设计缺少对照组、不随机、不能重复结果的都是不准确的，也是不严肃的，当然要付出道德的代价。

（2）在医学科研实施阶段，要严格按照设计要求、实验步骤和操作规程进行实验，切实保证实验的数量和质量要求。要认真观察实验中的各种反应，真实地记载实验中的阴性、阳性结果，错了的必须重做，以确保实验的准确性、可靠性和可重复性。

（3）要客观地分析综合实验所得的各种数据，要严防主观臆造，也不可任意去除实验中的任何阴性反应，要善于分析比较。在实验过程中任何"各取所需"，对与自己主观愿望不一致的数据、资料都一律废弃，伪造或擅自改动科研数据、资料，假报成果，抄袭、剽窃他人成果等，都是不道德的行为，理应受到道德舆论的谴责，严重者将追究法律责任。

（三）医学科研成果应用中的医德要求

医学科研成果的应用是科研活动的最终目的和价值体现。在科研成果应用中的医德要求是：

（1）医学科研人员要不谋私利，献身于医学科学事业。一个立志献身医学事业的科研工作者,只有时刻以人民健康利益为重,培养高尚的医德情操,提高自身素养,才能在科研成果应用中做出道德选择。美国医学家肯德松尔和亨奇合成了"可的松",并在临床试验中发现可的松具有医治类风湿疾病的良好效果。当时有人劝说他们保守秘密,从中获利致富。然而,肯德松尔说:"我研究医药的唯一目的,就是为人民解除痛苦。"他们断然拒绝这一"建议",公布了试验结果,表现出科学家的道德良心。医学科研工作者对其科研成果的应用,应通过积极的社会活动和个人的地位、能力,促进科研成果用于人民的健康利益上,反对、抵制用于为个人、某个集团谋私利。

(2)医学科研成果应用要慎重,要对社会和全人类负责。医学科研成果的问世存在着满足现代需要与防治危害未来的统一问题,这已成为当前科研成果应用中尖锐的道德问题。医学科研工作者要把全社会和全人类利益放在首位,本着认真广泛研究、慎重推广的原则办事,履行自己的科研道德义务。例如试管婴儿、精子银行、重组 DNA 等生物工程技术的应用,对不育夫妇,研究治疗遗传病、恶性肿瘤无疑是一大福音,但对未来家庭、社会、人类却留下了一大堆伦理、社会和法律难题。1988 年我国妇产科专家苏延华教授在接受记者采访时曾十分忧虑地说:"如果一哄而起,滥用人工授精,那么,到本世纪末我国将会出现几千万畸形儿、低能儿。以此类推,每隔 25 年,将出现一连串的乘法效应。"

第三节　人体实验中的道德要求

人体实验是一项严肃的科学实验,在医学伦理学中具有特殊性。由于它是直接作用于人体的实验,所以特别受到社会的关注。

一、人体实验的意义

人体实验是指以人为对象的实验,其中"人"既可以是病人,也可以是健康的受试者。其实验是用人为的实验手段，有控制地对受试者进行研究和观察的行为过程。

(1) 它是医学的起点和发展手段。人体实验在古代就已存在，如"神农尝百草之滋味，一日而遇七十毒"，反映在医学之初，实验者（医者）就以自身之躯体作疗效实验。历史上许多医药学家在研制、探索新技术和新药物时，也都曾在自身或自己亲人身上作过实验，可以这样说，医学理论的建立和发展是与人体实验分不开的。医学水平的发展和提高，与众多医学家无私奉献，亲身体会，以及对一个个具体病人诊治经验的科学积累和正确总结分不开。近代实验医学的产生也是建立在大量动物和人体实验基础上的，它除了扩展我们对人体自身结构、功能等信息的认识，还可提供早期预防和确诊的新手段，以及消除疾病和恢复健康的新疗法及新途径。人体试验应该说维护了人体的健康。

(2) 它是医学基础理论研究和动物实验之后，常规临床应用之前不可缺少的中间环节。一项新技术或一种新药物在研制时，其研究程序一般为选题、查阅文献、建立方法和指标等理论文献研究，然后进行反复多次的实验取证及动物实验等实验室研究，之后选取少数人体进行临床实验性的研究，只有在证实其成果确属对人体无害和有效后，才将其成果最终应用于人体。其中对人体所进行的临床实验性研究就属于人体实验的范畴。

人虽然应是医学研究的主要对象，但在现实中又很难或根本不能把他作为对象来研究，如想研究某种植物治疗肿瘤的疗效时，不可能将所有服用者都打开人体某部，看看肿瘤有哪些变化、有无毒副反应、对其他脏器有无影响等等。要解决此问题，目前在研究之初都采用动物来代替人体接受各种观察、检验和试验。由于人与动物存在着种属的差异，所以一些药物和新的诊治技术，虽经过了动物实验，仍需通过人体实验，进一步地验证，才能根据其有效率的高低、毒副作用的大小，确定其安全性和功效，决定能否在临床应用和推广。

(3) 它是医学实验的最后阶段。医学的研究离不开人体实验。

一方面，人类防治疾病的经验和理论，无论经过何种体外试验或动物实验，最后都必须应用于临床实验中去，没有实验就没有经验，也就谈不上医学科学的发展了。另一方面，动物与人类的疾病差别较大，有些人类特有的疾病不能用动物来复制疾病模型，这样，用动物实验不能很好地解释人体疾病的问题，得不到满意的答案，所有对此类疾病的研究，只能作人体实验。

尽管人体实验在医学科研中意义重大，但它直接涉及人类的健康和道德观念，用之得当则会促进医学科学的发展、维护人类自身利益；随意拿人体做实验、无视人的生命安全则是不道德的行为，必须禁止。

二、人体实验中的道德矛盾

人体实验具有双重性，因此其道德价值自古就有不同评价。其需要有道德与不道德之分，其使用的手段也有道德与不道德之别。由于人体实验涉及到国家、实验单位、实验者、受试者等多方面的关系，并且是有风险的，因此会发生一些矛盾，这些矛盾主要有以下四组：

（1）动机和效果的矛盾。科学利益和病人利益，从根本上看是一致的，但在实践过程又是矛盾的，因此二者必须兼顾。一个具有纯正动机与目的的医学科研工作者，在进行科研时，其出发点和落脚点应是一切着眼于病人的利益，一切为了增进和维护人们的身心健康，一切服务于人民。在人体实验时，对人体有利无害是医德的基本要求，实验中尽量减少病人个体的风险，以不造成受试者的严重损害和不可逆转的破坏为前提，同时又要注重它以不断推动医学进步，造福人类，使科学利益与患者二者的矛盾趋向最低限度。医学发展史上不乏这样的光辉典范，如我国著名医生李国桥为证明他提出的恶性疟原虫每裂殖周期引起两次发热的理论，冒着生命危险，两次引疟上身，自身重复实验，表现了一个科学工作者无私无畏的献身精神，这种崇高医德境界应当给以肯定。

（2）公正和有利的矛盾。从科学研究角度来看，希望研究项目所得到的结果是可靠的，结论是公正的；从研究者角度来说，总是希望其研究的结果证明他的论点是正确的，他所研制的药物或技术的疗效均优于其它产品。在人体实验中一般都设置对照组，有比较才能鉴别不同处理因素所引起的实验效应，才能得出正确的结论。有无对照及对照设置是否合理，是衡量科研设计是否严密的重要标志。但对照组和实验组二者之间存在着公正和名利的矛盾。在实验组与对照组之间，由于选择对象的条件不同，其结果就会有很大的差异，这样就会出现其结论公正与否，以及其结果对研究者有利与否的问题。因此，事先周密科学地设计好实验方案，审慎、公正地选择好实验组与对照组，并搞好医护保障，是人体实验最基本的医德要求。

（3）主动和被动的矛盾。在人体实验中，实验者完全明确实验的目的、要求、途径和方法，在一定程度上对后果的利与害也有所估计，且对可能出现的危害制定了相应补救措施，所以实验者是主动的。而受试者则对实验的目的、要求和方法大多不了解或不太明确，对可能发生的危害亦无相应的措施，因此是被动、盲目的，他的义务大于权利。

（4）自愿和强迫的矛盾。人体实验是以人体作为受试对象的，因此作为受试的人应是自愿的。从实验的性质和类型来看，人体实验大致可分为二类：一类是受控实验，另一类是非受控实验。非受控实验又称天然实验，是指实验的过程、手段和后果都不受试验者的控制，是在自然条件下发生、进行的，如水（火）灾、地震、瘟疫、饥荒、战争、重大政治事件等等，试验者不承担任何道德责任。受控实验是指实验者对实验的目的、过程及其后果可以进行严密控制，对实验的手段和方法及其受试对象可以事先作充分的准备，有周密的设想和具体的对策及急救措施，试验者要承担伦理责任、法律责任和经济责任。受控实验又可分为自愿和非自愿两种。自愿实验是受试者"知情同意"，它又包括自体实验和志愿实验两种，二者均明确其实验目的及后果并自愿接受试验，它一般不存在道德问题。但具体问题还要具体分析，有的自愿者或为节省医药费用，或为病魔缠身尚存一丝侥幸，或在目前医疗水平对此病无能为力等情况下同意或签字的，这种情况在道德上多会出现矛盾。非自愿实验，又称为强迫实验，指在一定的武力或政治的压力下，或有的医生为了达到提高个人技术和验证科研效果的目的，片面宣传其药物、技术的优势，或对病人夸大病情，使病人误以为非用此药或此技术不能治愈疾病的情况下，胁迫、诱骗受试者违背自己的意愿参加实验。这种让受试者非自愿地去参加人体实验，不管其结果如何，都是不道德的。

三、人体实验的道德代价

人体实验既然存在着上述矛盾，就有个如何正确对待和如何正确处理的问题。从伦理学角度考虑，主要有以下两个问题：

1. 得失问题

进行人体实验是为了推动医学科学的发展，维护人类的健康，获取科研的社会价值，同时又不给受试者造成严重损害和不可逆转的破坏。在人体实验中，由于实验的方式、方法和效益不同，其道德的价值也就不同。道德要求在人体实验中首先应是对人无伤害，其次试验者应是出于自愿。

（1）有得无失。这属于无代价的实验，一般是利用天然实验，或部分对受试者的心理实验。天然实验的对象是自然界出现的，对研究者不存在道德问题。例如我国在近几年的地震、洪涝灾害等天灾后成功地防止了大疫的发生；在单纯甲状腺肿病高发区进行流行病学的调查研究，发现缺碘与此病发病有关等等。象这种实验，都不存在主动与被动、自愿与胁迫等一系列的矛盾，研究者不承担任何伦理风险，因而研究者有得无失。

（2）得大于失。这大多属于志愿实验，一般研究者在事先已通过动物实验证明其危害甚小,或已对该实验的有关大量资料、文献分析透彻,对实验过程可能出现的问题的机率的高低、危害性的大小以及解决危险的措施已有把握,权衡利害后,制定出具体实验方案。所以危险性大的实验或没有把握排除危险的实验是决不会进行的,在这种情况下进行的人体实验,成功率高,危险性小,研究者往往是得大于失。而在试验过程中出现的无法估计到的危险,则在道德上是允许的。

(3) 得失不明。多发生在自我实验、治疗性实验和实验性治疗中。研究者动机比较好,但因考虑不周全或一般治疗手段用尽,只能使用某些药物对症治疗,以观后效,或抢救措施跟不上,其对患者的利益如何,研究得失如何一时难以作出判断,或发生失误,造成不良后果。这种实验一般是没有把握的,其利弊的多少,一时作不出评价。

如自我实验,虽不存在主动与被动、自愿与胁迫等一系列的矛盾,但其实验多带有一定的危险性,且有时对这些危险无法防止或控制。治疗性实验是指当病因不明、检查、治疗手段用尽时,只能使用某种药物逐项对症治疗,以此来观察、判断病因或疗效的实验方法。实验性治疗是指常规治疗手段都已使用而无效时采用的试验性的治疗。

得失不明的试验,虽然动机纯正,但因给受试者造成伤害,有可能要付出道德代价;而对于给受试者造成损害甚至死亡的实验,又不能一概而论地定论为研究者动机不良,因此它属于一个动机和效果的问题。

(4) 得不偿失或有失无得。一般是指不道德的人体实验,如欺骗性实验,以及采用政治、行政或军事等手段强迫受试者。如日本法西斯分子在侵华战争时利用我国平民、俄罗斯平民以及战俘进行惨无人道的人体实验,使无数的平民百姓死于非命,这种违背科学家的良心和丧失科研人员高尚品质的行为,要受到道德的谴责,同时在法律上也要受到审判,其结果往往使研究者得不偿失,甚至有失无得。

2. 诚实问题

诚实是科学的灵魂，科学是老老实实的学问，掺不得半点虚假。在人体实验中其诚实程度的高低，决定着其道德价值的优劣。

（1）选题。其原则是一切从实际情况出发，实事求是地选择研究课题。医学课题的选择应根据社会和医学本身需要，以及现有的客观条件和主观条件来确定。其宗旨应以增进医学诊疗和预防为目的，用以揭示生命运动的本质和规律，认识疾病发生、发展的客观过程，以便探究防病治病、促进人们健康的途径和方法，这样做是道德的。如果只从个人的名利、兴趣出发，无视国家、人民的利益，对自己名利有益的项目，不择手段也要搞到手，而对难度较大或无油水可得，但又为国家急需的课题，却推委旁观，或不切合实际，超出现有的主客观条件，强行上马根本实现不了的项目，给国家、单位造成损失的，都存在着道德问题。

（2）立题。立题的过程是科学思维的过程，也是科学假说形成的过程，当科研人员选定一项课题后，需要收集大量有关资料，总结以往的实践经验，在前人和自己所做过的工作基础上，找出研究课题的关键性科技问题。所以立题时首先应肯定前人和他人在这方面已做的工作，说明自己是受到何人、何事的启发，在此基础上又有哪些创见。这样做，一方面反映出研究者谦虚的好品质；另一方面也说明他的理论与实验基础比较扎实，且富有创造精神，有利于实验的成功。而有些人不是这样，本是在前人研究成果的基础上提出的假说，声称是自己独创，把功劳据为己有；在科研论文中，对前人做的工作只字不提，这些都是不诚实的表现。

（3）设计。实验设计是为完成所选定的研究课题而制定的研究工作方案和具体实施方案，它直接关系到课题研究的成败。因此，在人体实验设计时应以动物实验为依据，根据人体实验的需要，进行样本选择，设计好对照与分组，使之具有代表性；应制定严密、合理、高效的计划，有步骤地进行观察实验；对于实验中可能出现的风险、偶然性事故，应有充分的估计，并制定出相应的处理办法。而有些人则不然，如将有些药物或诊疗技术、仪器未经严格的临床试验就应用于病人；在实验中不设对照组，或不是随机对照进行研究；或任意改变计划，篡改数据等等，这些都是弄虚作假的不道德行为。

（4）观察与实验。观察与实验是在科研实践中运用恰当的方法收集事实和资料的具体活动，它要求按照实验设计的方案进行观察、实验或调查，并由此验证立题时所提出的假说是否成立；同时还要将观察、实验或调查所得的资料，及时、正确、客观地进行记录。因此，只有对实验中的客观现象进行周密、细致、动态的观察和记载，才能了解和发现人体生理或病理现象的规律以及它们之间的内在联系。有些人为了表白自己提出的假说成立，并不做细致的观察，或主观、片面地观察某一些方面，或记录疏漏、涂改，甚至编造对自己有利的数据，都是不道德的行为。

（5）总结。结论是对研究结果的理性概括。人体实验的结果比较复杂，因果关系多种多样。实验结果的有效性是对实验条件而言的，如果条件改变了，其结果也必然会出现相应的变化，要求实验结果与临床效果完全吻合是不现实的。因此要客观地、全面地、如实地反映实验结果，把正反两方面的结果公布于众，供同行们借鉴，防止片面性和不诚实。在实际中，少数研究人员为了突出其研究成果，喜欢报喜不报忧，只报有效病例，剔除无效病例及其副作用，或渲染夸大其疗效及成果，个别人还伪造资料，骗取荣誉，这些是不诚实的。

（6）受试者。对受试者诚实问题分二种情况：一种是医生、科研人员的自体实验，或志愿实验，由于受试者知道实验的后果并且志愿参加，所以不存在诚实问题；另一种是病人，应以诚相待，取得病人的体谅、配合、协作，使实验得以顺利进行。在选择受试者时，必须向受试者讲真话，讲实话，讲清利弊得失。应告诉病人和家属要做什么实验，为什么这样做，做了之后会有什么不适和危险，以及危险的医疗处置措施。当然，研究者应掌握讲实话的时间、场合，争取患者的理解和配合。由于人体实验不仅受到受试者的条件和机体内在状态的影响，而且还要受到社会心理等因素的影响，常常在实验中采取双盲法和安慰剂，其目的是为了消除非被试因素对结果的影响，也是证实实验的科学性、真实性的一种有效方法，有利于医学的发展和人类的健康，所以不能说这是对病人的欺骗。不过这种方法不适于对重病和垂危病人采用。反之，如果对受试者隐瞒实情，采用哄骗、威胁等方法强迫病人做实验，或把实际疗效不高的药物，强行加以推广使用，就是不道德的。

四、人体实验中的道德要求

鉴于人体实验存在着复杂的矛盾和道德问题，根据我国的国情和《赫尔辛基宣言》精神，将人体实验中的医德要求概况如下：

（1）要立足于社会需要。随着社会的发展和人民生活水平的提高，以及医疗保障制度的日益完善，人的寿命逐年增进，社会老龄化问题越来越突出，我国人群疾病谱和死因谱都发生了重大变化，心脏病、脑血管病和恶性肿瘤已占前三位。上述疾病不仅直接影响着人民的健康和家庭的幸福，而且还影响着社会的安定和国民经济的发展。作为医学科研工作者就应根据这些变化，适应社会的需要，及时调整研究方向，立足于对常见病、多发病的防治，重点放在应用和开发性研究方面，使医学科研更好地服从和服务于社会需要。

（2）要忠实于医学目的。人体实验的目的是为了提高医疗技术水平，改进疾病的诊断和防治措施，进一步探索疾病病因、发病机制及其演变的机理和规律，以维护和增进人类的健康。凡符合这一医学目的的，就是道德的，否则就是不道德的。有些人为了证明其"发明"的药物疗效，既未进行过动物实验，也不经专家审定和有关部门的批准，擅自将药物用于患者，给病人造成终身损害；有些人为了名利，利用宣传媒介夸大某种药物疗效或诊断技术，造成错误导向，给患者和社会带来不利的影响等等，都是不道德的，也是不允许的。

（3）严格履行知情同意。任何人体实验，都必须把实验的目的、方法、以及可能遇到的危险等情况如实地向受试者及其家属讲清楚，使他们知道实验的性质，取得他们的同意，自愿接受实验，决不能采用任何欺骗、强迫，或者变相胁迫的手段迫使他们就范。即使受试者撤消原已同意的实验，医务工作者也必须保证不会因此而影响对病人的正常治疗。当然，在少数特殊情况下，如遇到昏迷、痴呆、精神病等丧失知情同意能力的患者，不在此列。像前面所讲的盲法实验，受试者往往自愿而不知情，这在伦理道德上是允许的。

（4）要维护受试者利益。人体实验必须以维护受试者的利益为前提，不能只顾医学科研或其他利益和目的而牺牲受试者的根本利益。在用于人体实验之前，应先做过动物实验，证实对人体无害时，方可施之于人；在实验过程中，必须有安全保护的措施，把风险和不良影响控制在最低限度之内，同时要适当地给予他们物质的或精神的补偿，尊重他们的人格；试验者需具备本专业丰富的知识，经过严格训练，具有熟练的实验技能，并在具有相当学术水平且富有经验的研究人员的指导配合或监督下才可进行；同时，在实验过程中，一旦出现了意外的风险，应立即停止实验。

（5）要设置实验对照组。在人体实验中，自然环境、实验条件等非处理因素对实验结果也可以产生一定的影响，为消除片面性，使实验取得比较可靠的结果，设置对照组不仅符合医学科学的需要，同时也符合医学道德的要求。对照组设置的原则基本与实验组实验一致，即两组病人的病情、病程以及影响预后的其他因素基本一致；例数一致，即各比较组受试对象的数量应相等；处理前后条件一致，即比较同一受试者在接受某种处理因素前后的某些指标应一致。也就是说对照组和实验组应有可比性，它们的条件应是一样的。如果在分组时，有意或无意地将对自己有利的病人分到实验组，而对自己不利的病人分到对照组，就不可能得出客观的实验结论。

总之，在人体实验中应该严格遵循以上医德要求，把个人的利益同社会、国家、人民的利益联系在一起，为提高人类的健康水平，脚踏实地、勤勤恳恳、任劳任怨地从事医学科研工作。视病人或受试者为亲人，既要治病救人，又要为他们的安全负责，在征得他们同意的基础上实施人体实验。在实验中要设计严谨、科学、高效，实事求是地征服一个个难关，使医学事业不断有新的提高、发展。

思　考　题

1. 医学科研有哪些特点？
2. 医学科研中要遵循哪些道德要求？

第七章　护理工作中的医德

护理医德是医学道德的主要组成部分，它对于提高护理质量和防治效果都具有重要意义。

第一节　护理工作的特点

护理工作是整个医疗卫生工作的重要组成部分，同时又具有相对的独立性，而区别于临床其他工作。自 20 世纪 80 年代以来，以病人为中心的整体护理模式的出现，使护理学科日益成熟完善，成为生命科学中一门独立的、自然科学和社会科学相互渗透交融的、重新充满生机的应用科学，和医学等相关学科一起共同承担着保障人类健康的道德责任。因此，护理工作有其自身的特点。

一、密切性和协调性

护理工作的密切性和协调性，是指护理人员与医生、病人的关系极为密切和协调。在临床工作中，医护双方往往是作为一个整体来为病人服务的，医疗和护理的总和组成了治疗疾病的全过程。医疗工作虽各有分工，各有侧重，但根本目标一致，都是为了医伤治病，促进病人的康复。常言道："三分治病，七分养"，正确的诊治与优质的护理相结合，才能取得满意的医疗效果。

在医疗过程中，护士既是医嘱的执行者，又是医生的密切合作者。一方面护理工作的开展离不开对医嘱的理解、独立判断和严格执行，护理措施的实施必须时时从治疗的需要出发，配合治疗的效应进行；另一方面医生的治疗意图要通过护士贯彻实现，医生的诊治离不开护士的密切配合，护士不仅为治疗工作的开展创造适宜的环境和条件,还为医生制定和修正医疗方案提供依据。因此, 对病人的治疗过程, 也就是医护分工协作的共事过程。

在医院工作中, 护士的直接服务对象是病人, 护理措施常常是各种治疗方法、手段实施到病人身上的终端。护士不仅为病人提供治疗护理服务, 而且要为病人提供生活上、精神上以及环境和社会性服务。病人从门诊、入院、出院无不经过护士的服务, 几乎绝大部分的治病、观察、照料都要护士承担或参与。在许多场合下, 护士还要充当医师、医技科室、后勤部门对病人医疗和生活服务联系的中介人。护理工作的职责要求护士昼夜守护在病人身旁, 严密观察病情变化, 做好床边护理。同时还要与病人、家属交流思想、沟通情感、了解病人的生理、心理需求。因此, 护士接触病人最多, 与病人关系最密切。

二、严谨性和服务性

护理工作的严谨性和服务性, 是指护理人员在工作中有严明的职责、严密的制度和严格的行为规范, 要主动向病人提供高质量的全面服务。

护理工作是一项科学性、技术性很强的工作, 护理人员是在医学科学理论指导下, 以严格执行医嘱为前提, 通过对病人的严密观察, 并在病人身上实施一系列精细的操作来完成护理任务的。护理工作的任何疏忽大意, 如打错针、发错药、输错血, 都将使病人增加痛苦, 甚至带来致残、致命的危险, 因此, 护理工作具有严格的制度和规范, 这些规章制度和规范, 是护理工作客观规律的反映, 是长期护理实践经验的积累和教训的总结。护理人员在其工作中要自觉约束自己的行为, 严格遵守, 以养成认真求实的工作态度和严谨细致的工作作风, 确保及时、准确无误的完成护理任务。

在护理工作中, 护士面对的是各式各样的病人, 担负着喂药、注射、灌肠、导尿、插管、引流、包扎、换药等具体治疗护理任务和照料病人的饮食、睡眠、个人卫生等生活方面的需要以及负责管理病房的温度、湿度、照明等物理环境，维持病室秩序等。因此，护理工作要求对病人主动地提供全面服务。随着现代护理学的发展，护理服务的对象和范围更加广泛，服务的内容和方式更加多样，对服务质量的要求更加提高。护理工作不仅要做好临床护理，还要做好预防、康复、保健护理；不仅要对疾病实施技术护理，还要对病人实施身心整体护理；不仅要为病人服务，还要为社会人群服务；不仅要做好医院临床护理，还要扩展到社区护理；不仅要使病人保存生命、减轻痛苦、促进健康，还要努力提高生命的质量，以促进全人类的健康、长寿、幸福。这是护理工作严谨性、服务性的体现。

三、躯体护理、心理护理与整体护理

躯体护理和心理护理是指护理人员在护理过程中，应考虑到病人的生理需要和心理需要，而整体护理所要求的则是二者的结合，从人的生物、心理、社会、文化、精神等多角度多层次地满足病人的需要，因为护理工作的对象是整体的人。以疾病为中心的功能制护理模式只强调躯体护理而忽视心理等其他方面的护理，在这种情况下，如果躯体护理不善或失误，往往会引起病人不良的心理反映；而心理护理不周或不科学，也会使病人对医护人员及其医护措施失去信任和信心，加重病人的思想负担，导致病情恶化或治疗困难。只有躯体护理和心理护理相互配合，从人是一个整体的人的观念出发，对病人实施整体护理，才能提高医护效果。现代科技发展和医学研究表明，社会的、心理的、环境的因素对人的机体健康和疾病的发生、发展和转归有着直接或间接的联系。

随着护理观念的更新和护理模式的转变，护理工作已从单纯的疾病护理转向以病人为中心的整体护理，强调的是躯体护理与心理护理的统一，这已成为现代护理工作的鲜明特征。现代护理的目的，就在于通过医疗、生活、心理等方面的服务，使每个病人摆脱不良因素的干扰，满足其身心健康舒适的需要。整体护理自 1994 年试点至今，已有近百家医院实行，虽然时间不长，但已明显地显示出它的优点，护患纠纷、护理差错事故都明显地减少了，提高了护理质量，促进了健康教育的开展，改善了医护、护患关系。这说明，整体护理模式的发展已是现代护理发展的必然趋势。这是现代护理工作的又一特点。

第二节 护理工作的道德要求

护理工作涉及范围广，专业性强，贯穿病人从就诊、住院一直到恢复健康的全过程，其间包括基础护理、临床护理、护理技术操作、专科护理、心理卫生护理、护理宣教、护理管理等内容，诸如病房、手术室器械的消毒隔离，严密观察病人的病情变化与治疗反映，安慰、体贴、关心病人的思想情绪，照顾病人的饮食起居，查看病人的排泄、分泌物等，既庞杂又具体。因此，如果护理工作没有医德的要求，护理工作难以完成，护理情况不堪设想。因为护理工作的医德要求直接关系到护理质量的高低和服务态度的优劣，直接关系到人的生老病死和千家万户的悲欢离合。

一、热爱专业，忠于职守

做一名合格的护理工作者在职业规范、职业素质等方面有诸多要求，如尊重病人、慎独自守、认真负责、严谨有序、刻苦钻研、任劳任怨、平等协作、慎言守秘等等，而做到这一切的前提是热爱专业。"热爱是最好的教师"，爱一行才能干好一行，热爱护理专业，是做好护理工作的基础和条件。

专业是伴随劳动分工的深化而产生和发展起来的，作为一种生产关系和社会组织形式，不仅包括一定的专业技术职能、社会地位性质，也包括一定的道德基础和道德要求。如果没有道德的引导、保证和规范，一门专业就不能履行自己的社会职能，也就难以生存和发展。

护理专业自诞生以来，就以对人类健康事业的卓越贡献赢得了全人类的敬重和称赞。当南丁格尔等一代又一代护理人员钟情护理、奉献一生，以广博的仁爱、精湛的技艺挽救了无数生命时，她们不但成为职业的典范，也以自己的道德情操，成为整个社会的楷模，在发展护理事业的同时，对社会进步也起到了不可估量的促进作用。

护理前辈的高尚行为证明，热爱专业不仅是做好本职工作的需要，更是一种理想道德和精神境界的追求。因此，热爱专业就要认同专业的社会定位，没有对工作岗位社会价值的承认和追求，不充分认识护理工作的巨大社会意义，不把个人发展与专业发展结合起来，就不会有尊重和忠实于本职工作的敬业精神。热爱专业还要确立专业的目标理想，要明确通过从事护理职业，追求什么样的目标和理想，选择什么样的社会价值和自我价值。如果只把专业当作谋生手段，在任何工作中都不会找到更多的人生意义和乐趣。只有在工作中去努力体验职业的尊严和荣誉，才会有做好护理工作的热情和动力。热爱专业更要将个人价值的追求和专业价值的实现一致起来，要通过对专业价值的追求，既服务、贡献于社会，又达到实现自我之目的。任何自我价值的追求，只能以专业价值的实现为条件和保证。本职工作做得越出色，自我发展的机会就越多，发挥自身潜能的希望就越大，实现自我价值的条件就越好。

总之，只有真正认识到护理工作是人类幸福必需的崇高事业和光荣岗位，做好了为之献身的一切准备，才会有发自内心的热爱，在工作中才能做到忠于职守。

二、崇尚文明，加强道德自律

社会的物质文明、制度文明和精神文明，是现代化的主要标志，三种文明互为基础、互相促进，集中体现了社会经济、政治和文化价值观念的全面演变和转型，代表了人类社会的进步和发展。就我国新的历史时期而言，加强精神文明建设，加强道德自律，对护理工作有着更直接、更现实的意义。

不容讳言，由于社会主义市场经济的持续发展，其自身弱点和消极方面严重影响了护理队伍的道德建设；社会上的拜金主义、享乐主义、个人主义使护理工作的人道主义使命、白衣天使形象受到不同程度的冲击；社会上对护理工作的种种偏见，更使护理工作面临十分严峻的道德挑战。

在人类文明的进程中，现代道德的外部约束作用呈某种程度的弱化，其约束力更多地来自于人作为道德主体的自我约束、自我限制。这种约束和限制并不单纯是个人意义上的苦行修炼和绝对完善，而是建立在将个人利益融于全人类利益基础上的道德自律，是一种目的明确、高尚的自觉行为，是目前情况下抵御腐朽因素侵袭、提高护理道德水平的重要措施。

马克思曾经说过，"道德的基础是人类精神的自律"（《马克思恩格斯全集》第 1 卷，第 15 页），"既然正确理解的利益是整个道德的基础，那么必须使个别人的利益符合全人类的利益"（《马克思恩格斯全集》第 2 卷，第 157 页）。由于是以人类精神和人类利益为基础，道德自律并不只是简单的牺牲和放弃。

护理工作者选择了救死扶伤的伟大使命，虽然意味着牺牲某种个人利益，但理想的崇高、价值的永恒，又使她们有了追求完美人生的最佳途径。她们把为人类健康服务作为自己的职业宗旨，虽然等于放弃了某些生活权利，但动机的纯正、责任的重大，又使她们的行为具有一种对渺小的超越。

在有限中追求无限，在平凡中寻求非凡，注重自我修养、树立正确的幸福观和利益观，明确自己的责任、义务、权利、崇尚文明、纯洁生命，道德自律就一定会产生巨大的精神力量。护理人员要克服目前道德评价失范、道德选择迷惘和道德取向紊乱的严重干扰，避开物欲膨胀的"陷井"，坚定自己献身护理事业的初衷和信念，不管在任何地方、任何时候、任何情况下都做到慎独自守、洁身自爱，去努力实现自己的全部人生价值。

强调道德自律并不是否定个人利益，如果全社会都能更加关心护理工作，为护理工作者创造更好的生活环境，提供更好的工作条件，她们一定会以百倍的努力和热忱回报社会。但不管环境如何变化，客观条件如何困难，社会价值观念如何发展，只要选择了护士这门职业，就应像马克思所说的那样："如果我们选择了最能为人类福利而劳动的职业，那么，重担就不能把我们压倒，因为这是为大家而献身；那时我们所感到的就不是可怜的、有限的、自私的乐趣，我们的幸福将属于千百万人"（《马克思恩格斯全集》第40卷，第7页）。

一位优秀的护理工作者在自己几十年的职业生涯中，一定舍弃和牺牲了很多，但她所领略的人生幸福和职业乐趣又的确是风光无限。

三、尊重病人，维护病人利益

尊重病人的人格，是对护理人员的基本要求，无论是新生的婴儿还是垂危的老人，无论是一文不名的乞丐还是腰缠万贯的富翁，都是自己的病人。病人其他方面可以有天壤之别，而病人的人格的尊严、生存的权力却没有丝毫不同。一个人即便丧失了全部劳动和生活能力，他的生命价值也绝不等于零，护理人员都有责任去尽自己的义务。

基于以上认识，在护理工作中对病人的尊重，主要表现在以下几个方面。

（1）要尊重病人的人格。病人不分民族、国籍、信仰、性别、年龄，不论地位高低、财富多寡、相貌美丑、权力大小、关系亲疏，更不论文化、修养、个性有多大不同，都有接受护理以延续生命、提高生命质量的同样权力。绝不能把人的生命存在状态分为三六九等，对病人的护理需要必须一视同仁、平等相待。

（2）不能因病人某种躯体或心理的缺陷而加以取笑；不能因病人处在弥留之际或已经死亡而心存漠视；不能因病人对病情和医学知识的一知半解而挖苦讽刺；更不能利用工作之便，在病人痛苦、危难之际，用服务作交换，谋取个人利益。

（3）在与病人相处时要用尊称、敬语招呼、问候，请求配合；而不能用命令的语言，更不能直呼床号。在病情处置时可以有轻重缓急的不同，但对病人不能有高低贵贱的区别，对病人态度更不能有冷面或笑脸、为难或方便、粗声大气或温言软语、推委忽视或热情关照的差异。要在尊重病人生命的过程中实现自己的人生价值，对病人人格的任何歧视，不但对病人生命和心灵是一种伤害，也有悖职业道德，有损自己的人格。

（4）要严守病人秘密。病人秘密通常包括隐私和病情两个方面。既包括年龄、爱好、收入、职业、信仰、家庭和经历等一般情况，也包括某种缺陷、不幸、罪错等特殊情况。为病人保守秘密是护理人员的责任和义务，绝不能置病人及其亲人、家庭的名誉、幸福、安危于不顾，四处猎奇、任意宣扬，把病人的隐私当作笑料谈资。言行的任何不检或失察，不但影响病人健康，还会引发护患纠纷、甚至法律责任。在工作中了解的有关病人疾病和治疗的一些情况，亦不得向无关人员透露。如有特殊需要，也应在伦理和法律允许的范围内，谨慎地向病人、亲属、单位及法庭提供相关的病人情况。

（5）要维护病人利益。病人将自己最为宝贵的生命郑重托付给了医护人员，护理工作者必须认真履行职责，不辜负这种人与人之间的高度信任。维护病人利益，除了为病人康复竭尽全力外，还要做到确保病人安全，采取有效措施，防止自杀、防止事故、防止意外；要对失职和违法等不道德行为高度警惕，对以科研、教学、公益名义进行的有损病人利益的做法，要挺身而出，给予揭露和斗争；要努力减轻病人的经济负担，不得为了本单位效益，诱使暗示病人使用不必要的贵重药品和仪器设备；要遵从病人的意愿，非紧急情况和清醒状态下，病人有了解病情和选择护理方案

的权力，因此，应主动征求病人和家属的意见，不得随意违背病
人的愿望和要求。

思　考　题

1. 护理工作有哪些特点？
2. 护理工作有哪些道德要求？

第八章 医院管理中的医德

医院管理是一个庞大的系统工程,它涉及到医院的党、政、医疗、后勤等各个管理部门和各个管理体系。在医院的现代化管理中,如何运用医学道德的原理,发挥医德在人际关系中的调节、教育、认识和激励等功能,以提高管理的效能和促进医院管理目标的实现,愈来愈受到医院管理者的关注。

第一节 医德在医院管理中的地位和作用

一、医院管理的概念

医院管理是一门应用科学,也是一门边缘性科学。它既与医学科学相联系,又与社会科学相联系,并以它们为基础来实施对医院各项工作的科学管理。医院管理就是按照医院工作的客观规律,运用有关的理论和方法,对医院工作进行系统、有序的组织和控制活动,使现有的卫生资源(人、财、物、信息等)发挥应有的最大功能,达到科学管理、提高工作效率的目的。

医院管理包括人员的组织管理、医疗管理、科研管理、教学管理、质量管理、信息管理、物资设备管理、财务经济管理以及指导基层医疗机构的工作。

二、医院管理的特点

医院管理的特点是由所负担的特殊任务和医院工作的性质决定的。医院的服务对象是病人,医院的一切工作都要以病人为中心来开展医疗服务。中共中央、国务院关于卫生改革与发展的决定指出:"卫生事业是政府实行一定福利政策的社会公益事业"。所以医院管理必须遵照,增强活力,充分调动医院和医务人员的积极性,不断提高医疗服务质量和效率,更好地为人民服务;适应社会主义市场经济的发展,遵循医院发展的内在规律,实行科学管理,协调好医院各类人员,使其尽职尽责和高效地工作,以形成医院整体的优化结构和促进良好医患关系的建立;并不断地为适应病人、社会防治疾病的需要,调整、完善各项规章制度和人员结构等;同时,对医院的物质、财务和设备加强经济核算,节约卫生资源,促进经济效益和社会效益的不断提高,使医院得以发展。另外,对有教学、科研和预防工作任务的医院,还要统筹兼顾,不可偏废,使医疗、教学、科研、预防工作形成一良性循环。

三、医院管理与医德的关系

医德与医院管理有着密不可分的关系,医德蕴含在医院管理过程的始终,并在医院管理的过程中不断地丰富和发展。在古代的医院经验管理中就产生了朴素的人道主义和强调医生美德的伦理思想,如孙思邈就是医德的楷模。到了 19 世纪中叶,随着人类社会的进步和医学科学的发展,在欧洲的近代医学中出现了专业分工和集体协作。与此同时,医院管理除了人道主义思想有所发展外,还产生了医德守则来约束规范医生对病人的义务和医患、医际关系,如德国柏林大学胡佛兰德提出的《医德十二箴》、英国曼彻斯德医院起草的《医院及医务人员守则》、美国医学会 1847 年颁布的《医德守则》等。

第二次世界大战后,国际上一系列的医德宣言、守则接踵出现,使医德在医院管理中规范化了。本世纪 70 年代后,医学高技术不断地应用于医疗过程中,医院内的科室愈来愈多,专业分工愈来愈细,医院工作范围愈来愈大,要求协作和医学社会化的程度也不断增高。这些情况的出现,迫使医院管理必须要科学化、系统化、信息化。而相伴随的公益与功利的伦理思想、生命质量与价值的伦理观等也必然地提到管理的日程上来。这样的结果，促进了医院管理与伦理的结合，促进了医院管理的发展。

四、医德在医院管理中的地位和作用

从医院的特点和医德与医院管理的关系可知，医院工作的对象是病人，而"人命至重，贵于千金"，所以在医院管理中医德占有重要的地位，发挥着重要作用。具体表现在：

1. 医德是实现医院管理目标的重要条件

医疗质量是医院管理的核心和目标，也是衡量医院管理水平的重要标志。虽然医疗质量的高低有赖于医院技术和设备的优劣，但是如何运用技术、设备和使它们发挥最大的效能，则取决于医务人员的医德水平。事实证明，有些技术、设备条件稍差的医院，由于医务人员的境界高尚，其医疗质量反比条件较好的医院高出许多。不仅如此，医德还规定着医疗技术、设备的开发、引进和使用，这也影响着医疗质量。因此，医德是实现医院管理目标的重要条件。

2. 医德是实施医院管理手段的内在动力

医院管理在于实现医院人、财、物、时间、空间、事件、信息等管理要素的最佳组合和合理流通，以达到调节、控制和激励医务人员的积极性；挖掘潜力，减少内耗和消耗以取得最佳效果。这种管理功能的发挥和提高，需要依靠有效的管理手段，其中医德规范和规章制度是医院管理的基本手段。但在医德规范和规章制度的执行过程中，医德的作用是十分重要的，它是贯彻执行医德规范和规章制度的重要前提和基础。医务人员的高尚医德是实施医院管理手段的内在动力，否则，医德规范和规章制度只能是纸上写，墙上挂的一张空文。

3. 医德是医院管理的基本内容

医德是医院管理内容的重要组成部分，是医院精神文明建设的重要内容，这是社会主义医院的特色。在注重医院物质文明建设的同时，要抓好精神文明建设。因为精神文明建设抓好了，不但可以使病人产生良好的心理效应，而且有助于良好医患关系的建立和诊治效果的提高，还可推动社会精神文明建设的开展，因为医院是社会主义精神文明建设的窗口。所以，医院管理工作一定要下大力气搞好医院的精神文明建设工作，树立崇高的医学道德风尚，不断地提高医务人员的医德水平，体现社会主义医院的本色。

4. 医德是把握医院改革方向的思想基础

医院的改革管理应立足于提高医疗、服务质量，有效地防病治病，维护患者的权益，确保广大群众的健康和幸福。调动医务人员的积极性，建设有中国特色的社会主义现代化医院，是医院改革的正确方向，这个方向是以良好的医德为思想基础的。在医院改革中如果不重视医德的保障作用，片面地强调经济收益而损害患者的利益和医院的形象，使医院的改革偏离了正确方向，当然也难以持久地进行下去。

第二节　医院医疗质量管理中的医德要求

一、医院医疗质量管理的概念

医院医疗质量管理是医院管理中的重要方面，它涉及到医院工作的各个方面，贯穿于医疗活动的全过程。医疗质量管理是按照医疗质量形成的规律，对其进行计划、组织、协调和控制，使医疗工作保持良好的运行状态，以达到预期的医疗效率和结果。医疗质量管理要按规定的标准对工作进行指导、检查、评估和控制。

医疗质量管理包括基础质量管理（或称要素质量管理）、环节质量管理和终末质量管理。

基础质量管理包括医疗机构与专业设置，人员的素质与合理编配，各种物资、设备的装备与良好的运行状态，房屋空间的合理布局与使用等。

环节质量管理包括各种规章制度、操作规程、工作守则、技术标准的制定与执行，还有医疗活动中的组织协调等。

终末质量管理包括医疗效率、效果的检查、评估与信息反馈，如治愈率、好转率、病死率、抢救成功率、病床使用率和周转率以及平均住院日等。广义的终末质量管理还包括教学、科研、预防工作效率和效果的检查以及评估与保证。

上述三种质量管理是相互联系、相互影响、相互制约的，它们共同组成了有机的医疗质量管理的整体，即把医疗质量形成发展过程有关因素的各个环节全面地进行管理和控制。

二、医疗质量管理的意义

医疗质量管理在医院管理中占有重要的地位，因为医疗质量的优劣直接影响病人的健康和安危，关系到医院的生存和发展，关系到医院的形象和信誉。如果医院的医疗质量上不去，管理跟不上，也就难以完成救死扶伤、防病治病的任务，也就难以履行医、教、研、防的职能，医院也就失去了生机和活力。因此，加强医疗质量管理，强化全院职工的质量观念，努力提高医疗质量和管理水平，对于医院的建设和发展，更好地完成医、教、研、防的重要任务，具有十分重要的意义。

三、医院医疗质量管理中的道德要求

医疗质量是在医疗活动过程中形成的医疗水平和服务效果，医疗质量是医院管理的核心，也是医院各部门、各类医务人员共同奋斗的目标。临床实践证明，医务人员的医德境界不同，其医疗服务的医疗效果也不同。高尚的医德可以使医务人员对病人极端热忱，尽职尽责，对技术精益求精而取得最佳的医疗效果。如果没有良好的医德就谈不上好的医疗服务质量，也不可能取得好的医疗效果。日本医学博士三藤宽在他编著的《医院管理》一书中指出："所谓医院管理，就是以医院道德为基础，为了保证进行科学的医疗而实行的管理"。从中可知，医德是医院管理的基础，是提高医疗质量的保证。因此，在医院质量管理中，应遵循以下医德要求：

1. 要树立"质量第一"的观点

在医院质量管理中，要树立"质量第一"的观点，要教育全院职工在工作中增强质量意识，强化医疗质量观念，明确医疗质量是医院的生命，使医院的各个方面、各个部门和各类人员的工作都要以医疗质量为中心来协调运转。因为任何一个环节的失误都会影响到医疗质量，影响到医疗效率和效果，所以要各司其责，同心同德，协调一致地实现医疗质量目标。

2. 要严格规章制度

规章制度是对医务人员行为规范的具体要求，是提高医疗质量的重要条件，是维持医院良好秩序和医疗工作正常运转的基本保证。在医疗质量管理中要强调维护规章制度的严肃性和权威性，并要随着医院现代化建设的需要不断充实和完善。同时，要教育医院职工在贯彻执行规章制度过程中本着对病人彻底负责的精神，自觉地、创造性地执行规章制度，以规范其行为和适应医疗实践发展的需要。

3. 要强化医疗安全意识

医疗安全是医疗质量管理的重要内容，它贯穿于医疗活动的全过程。因此，在医疗质量管理中要重视医疗安全工作，强化医务人员的医疗安全意识，提高业务素质，加强责任感，防范医疗事故和差错的发生。不控制和排除不安全因素如服务态度不好、言语过失、医疗技术水平低、操作不当、非适应症用药或医院卫生学因素不好而出现的院内感染等，不但难以达到应有的质量目标，而且有可能导致对病人的伤害，甚至影响人群、社会和子孙后代的健康。

4. 要坚持医疗质量标准

在医院医疗质量管理过程中要坚持医疗质量标准，严格把关，进行有效的质量控制，使形成医疗质量的每一个环节、工序都列入标准化管理系列，以达到质量标准的要求。同时，在检查和质量评价过程中要以高度的责任感坚持医疗质量标准，防止走过场、弄虚作假，确保医疗质量的不断提高。

思 考 题

1. 如何看待医德在医院管理中的作用？
2. 医院管理中应遵循的医德原则是什么？
3. 怎样认识与处理经济效益与社会效益的关系？
4. 现代医院管理人员应具备哪些道德素质？

第九章 健康观念转变中的医德

社会在不断进步,人类的创造力不断为世界增添新的色彩。但是,随着社会的发展和科学的繁荣,在我们人类的头顶上也高悬着一把达摩克利斯剑,人类的健康面临着严重的威胁。人类健康的新挑战使健康观念由原来的生理的无疾病转变为身心健康和完善的社会适应能力。与此同时,大卫生观念也给医务工作者提出了新的责任要求。这种责任要求扩展了医学人道主义原则的作用范围,赋予了医务工作者新的道德责任。正确认识健康观念转变中的医德义务与责任,对于指导医务工作者自觉践履医德要求,无疑具有积极的意义。

第一节 社会发展与医德

一、社会因素对人类健康的影响

人是生物存在和社会存在的统一体,人的本质在其现实性上是一切社会关系的总和。人们与社会这个稳态系统一旦失调并达到一定的程度,就可以损害人的健康。而医学模式转变表明,社会因素对人的健康起着越来越重要的作用。

古代医学已注意到社会因素与健康、疾病的关系。公元前三世纪,《内经》中就指出:"诊病不问其始,忧患饮食之失节,起居之过度。或伤于毒,不先言此,卒持寸口,何病能中…"。"不适贫富贵贱之居,生之厚薄形体寒温,不适饮食之宜……此治之三失也。"(《素问·征四失论》)明确指出经济条件、政治地位、居住环境、饮食起居与疾病的关系。

差不多在同一时期,著名的古希腊医学家希波克拉底已经注意到暗示等心理因素对人体健康的影响。他把疾病看作是发展的对象，认为医生所医治的不是疾病，而是病人，主张在治疗上必须注意病人的个性特征、环境因素和生活方式对病人的影响，提出了"了解什么样的人得的病比了解一个人得了什么样的病重要得多"这一著名格言。

1739年德国第一次进行了死亡原因统计分析，使人们开始明白了居民健康状况与生活条件的关系。卫生学家约翰·彼德·弗兰克1790年在他的报告中断言，"压抑我们的大部分病痛是由人自己造成的"，他把疾病与社会联系在一起，对还原疾病概念的本来面目做出了重大的贡献。他认为："正是由于社会联系本身形成如此众多的疾病"，"人民的贫困是孕育疾病之母"。因此他认为医学应为解决社会问题做出贡献。以后法国的路易斯·里纳·菲米勒、儒勒·盖林等都强调"医学与公共事务之间有着千丝万缕的联系"。1829年，菲勒米还专门作了收入、营养、住房条件对发育和体格影响的报道，并把所得的结论运用到互助会组织的各种改良措施中去。在1848年法国大革命的影响下，德国著名的细胞病理学家鲁道夫·魏尔啸和所罗门·诺尔曼医生提出了发展公共卫生事业的原则。诺尔曼在《论公共保健与财富》一文中指出："医学科学的核心就是社会科学，只要这一点没有被人们所认识，那么我们就得不到它的好处，而只是对一个空壳或一件赝品感到满意而已"。魏尔啸认为疟疾、肺炎等属于自然性疾病，而伤寒、结核病、精神病等的发生、发展在很大程度上取决于社会条件的变化，所以属于社会性疾病，只有通过社会变革才能解决。因此，他提出了两个重要的原则：第一，一个民族的健康与社会直接相关，社会对其负有义不容辞的责任；第二，社会经济条件对健康、疾病起着十分重要并常常是决定性的作用。

通过众多医学科学家的努力和医疗卫生工作的实践，人们越来越注意到那种把医学与社会分离的格局——"生物医学"已远远不能适应现代医学的发展，医学与社会之间已经不能再划出一条界限了。社会因素对群体和个体的健康水平均有影响，而群体的健康水平对个体健康水平又有交互影响作用。一般说来，社会进步、经济文化水平的提高、人们所需的物质生活资料的满足实现的概率较大、良好的医疗保健都同人类健康呈正相关；而社会动乱、战争、人际关系紧张、人口过剩、城市拥挤、经济水平低下、工作条件较差都是负相关因素。正负相关因素并不是一成不变的，要放在特定的历史条件下去考察、去作具体分析。如非洲大陆的饥荒、战乱、人口迁移以及其他自然灾害和由此引发的流行病，严重危害人类的健康。而在发达资本主义社会，个人主义的梦想被竞争、失业、破产所打碎，出现了酗酒、吸毒等一系列的社会问题。与压抑绝望的变态心理相适应，指导自杀的书籍畅销西方。与此同时，妄想型、购物狂等精神病逐年增多，而性病、艾滋病的传播蔓延不仅危害了行为人的健康，也危害着下一代人的身心。

二、心身疾病的增多

社会因素对人类健康的重要影响，在现代社会还表现为心身疾病的发病率急剧增高。心身疾病指那些主要或完全由社会心理因素引起的，与情绪有关而主要表现为身体症状的躯体疾病。

人是由大脑统率的，具有生物性和社会性这种双重特性的极为完善的有机整体。高度发展和无限创造性的精神活动是人类最基本的生物学特征。高级神经活动整合下的神经系统和内分泌系统，是人体实现心身相关和保持内外环境平衡的最重要的调节机制。人类不仅有内部的心身问题，即脑与器官的相关问题，而且还有自己与外界环境的心身问题：即社会作为生存和发展的立足地，与社会环境进行心身交流的问题，这是人类不同于任何动物的根本区别。

随着人们物质生活条件和社会关系的转变，现代社会生活节奏明显加快，心理负荷日益增加，心理矛盾和冲突比以往任何时期都强烈，导致了人类死亡谱、疾病谱的改变，心脑血管疾病、恶性肿瘤等心身疾病的发病率急剧上升，成为威胁人类健康的主要疾病。有的学者认为，各种心身疾病的发生率可占现在人类疾病总数的 50～80％，1976 年美国资料证实，由心理、社会因素直接间接致病死亡的人数高达 76.8％。我国死亡原因顺序与世界发达国家的死亡顺序趋于一致，见表1。

表1　我国城市每10万人前5位死因

1957 年		1963 年		1975 年		1985 年	
呼吸系统病	120.3	呼吸系统病	64.6	脑血管病	127.1	心脏病	131.0
传染病	111.2	传染病	57.5	恶性肿瘤	111.5	脑血管病	117.5
消化系统病	52.1	恶性肿瘤	46.1	呼吸系统病	109.3	恶性肿瘤	113.9
心脏病	47.2	脑血管病	36.9	心脏病	69.2	呼吸系统病	50.9
脑血管病	39	心脏病	36.1	传染病	34.3	消化系统疾病	23.3

人类疾病谱和死亡谱的变化，要求人们必须改变生物医学思维的医学观。全面、综合、整体地看待人类健康和疾病问题是心身医学的核心思想，也是人类医学认识论的新阶段。

三、健康观念的转变

健康是医学中最重要的概念之一。随着医学模式的转变，健康的内涵已经逐步由生物健康的领域扩充到社会健康的领域，从而使健康概念发展为既是自然科学的范畴，又是社会科学的范畴。

传统的健康概念是用疾病定义的，一般来说，"没有疾病"就是健康。历史上定义疾病的方法很多，但其疾病观，基本上是"A＋B"和"A"两种。前种将疾病视为一种实体（B），附着在个体（A）上，后者是将疾病视为个体生理功能的改变，健康就是疾病加治疗。例如，在传染病横行的时候，认为疾病的发生和传播是生物体之间发生的变化，是宿主、致病因素和环境三者之间的平衡遭到破坏，人们有了传染病，便失去了健康；而当传染病治愈，人们又重新获得健康。

传统的健康概念有明显的缺陷，其一，单纯的"A＋B"或

"A"的疾病观都不能概括人类疾病的全部事实；其二，由于健康概念是由疾病定义的，因此在这种健康观指导下的医学实践，必然是重治疗，轻预防，更不可能对保健予以足够的重视；其三，桎梏人们的思维，阻碍医学科学的发展。

现代健康概念是用健康本身所具有的特征来定义的，这是社会、经济、政治和文化发展的产物，是历史发展的必然。世界上的一些学者从不同方面讨论健康概念，其中有"消费者(client)自我定义"（健康是一种由消费者认定的良好状态，认为个人是自己健康的专家，健康是由消费者自我定义的）、"生物反应"、"生态发展"、"个人需要满足"、"忧虑解除"、"文化决定"等各种定义方法。其中最有影响、最受重视的是 1984 年世界卫生组织在《总章》中提出的"健康是一种躯体上、精神上和社会方面的完满(complete well being)状态"的概念和 1989 年 WHO 提出的有关健康的新概念，即除了躯体健康、心理健康和社会适应良好外，还要加上道德健康，只有同时具备这四个健康才算是完全健康。尽管有人称此定义为社会学对健康的理解，但毕竟表明了人类对自身健康和疾病认识上的深化，最具有权威性。尽管目前从不同的角度对健康有多种理解，但比较公认的有如下四个层次：

（1）生理健康。是人们对健康最基本的认识。生理健康指人体结构完整和生理功能正常，是其他健康的基础，是生物人的健康。

（2）心理健康。心理健康以生理健康为基础并高于生理健康，是生理健康的发展。心理健康的人，具有对环境较强的适应能力，对精神刺激与打击有较强的耐受力，心理创伤后有较强的康复能力和正常的意识水平等。

（3）道德健康。道德是做人的道理和应具有的品德，是调整人与人之间，个人与社会之间行为规范的总和。道德健康的最高标准是"无私利他"，基本标准是"为己利他"，低标准是"单纯利己"，不健康的表现是"损人利己"和"纯粹害人"。道德健康是以生理健康、心理健康为基础，并高于生理健康和心理健康，是生理健康和心理健康的发展。

（4）社会适应健康。这是以生理健康和心理健康、道德健康为基础的高级健康层次。社会适应主要指社会角色适应，色括职业角色、婚姻、家庭以及工作、学习、娱乐中的人际关系等适应。社会适应良好，不仅要有生理健康、心理健康和道德健康，而且要具有较强的社会交往能力、工作能力和广博的文化科学知识，不仅能适应个人在社会生活中的各种角色，而且能创造性地取得成就，以贡献于社会，达到自我成就、自我实现。缺乏角色意识，发生角色错位是社会适应健康不良的表现。

第二节　科学的发展与医德

科学技术是把双刃剑，给人类健康带来积极的和消极的双重影响。

一、科学技术的发展，改变了人们的工作和生活环境，从而影响人群健康

科学技术的发展，生产力水平的提高，迅速而深入地改变着人类社会的生产方式和生活方式。它不仅给人类带来充足的物质生活资料和丰富的精神生活，还极大地改善了人类生存环境，从而减少了急、慢性传染病的发生，降低了死亡率，延长了寿命。高度的机械化、自动化生产过程使人们从繁重的劳动中解放出来，从而避免了一些职业危害，减少了一些职业病。这是科学技术发展有利于人类健康的一面。同时，人们利用科学技术对自然片面的干预，使人群生活环境失调，造成一些新的有害因素。例如，环境污染就是人为的有害因素。当人类片面追求农业高产时，科学技术制造出高效农药，一方面保护农作物，另一方面又毒害了人类自身。不仅污染了粮食、土壤，而且还导致大量抗药性和传染疾病更强的蚊虫出现而有损健康。当人类利用核能时，核污染也

威胁着人类的健康。科学技术带动下的工业社会给人类生活带来诸多的方便、舒适多彩，但是过多地穿化纤织物，可引起皮炎、支气管哮喘等疾病，长期食用精制食品可产生多种营养素和纤维缺乏症；食品添加剂和包装材料也可能因含有有毒化学物质而影响人们的健康；为美化居室而大量使用的各种化学建材和装饰品，大都含有一定的有害有毒物质，甚至含有致畸、致癌、致突变的物质；"空调病"等富裕病日益增多；交通事业的发展使"运动缺乏症"不断增多；三废治理，环境保护任重而道远。人类健康面临着严峻的挑战。

二、科学技术的发展促进了新的诊疗技术的发展

医学的发展以科学技术发展为先导。机械学和解剖学的发展为机械医学模式奠定了基础；进化论的建立和显微镜的发现为生物医学模式创造了条件。现代社会几乎每一种科学技术都能很快运用于医学领域：X光的发现导致放射医学的创立；放射性同位素的发现引起核医学的发展；激光从实验到它的医学应用仅用了半年时间；而生物医学工程学的发展使疾病的诊治水平得到极大的提高并为防病治病开辟了新天地，大大有利于人类健康。

现代医学非常重视新技术的应用，确实给人类带来健康利益，在医疗保健、诊断、治疗、预防和康复方面起了重要作用，这是现代化医学的显著特征。医学技术化，使医疗机械和仪器设备向微细、自动、高效、精确、轻便、集成、综合方向发展，这将有助于结束单凭经验和个人技术的医学时代。但也不可否认，医学高技术发展使用过程中也出现一些道德失范现象。例如，医务人员或医院从经济利益出发，鼓励医疗的超前消费，盲目滥用大型诊疗设备，加重了医疗经济负担，带来各种社会影响；医疗机械和仪器设备的高频、依赖性使用使医患关系"人-机"化，又导致临床思维的惰性化，形成只相信高科技成果，不重视临床实践的

错误思想。另外，医疗高技术正常使用也能给人类健康带来不利影响。例如，X 射线和 CT 检查都会对人体产生辐射，能损害人体细胞，具有致癌性，对胚胎有致畸性。医疗照射对人体的潜在危险，正在引起医学界的普遍关注。

科学技术应用的双重效果要求每一位科研人员和技术应用人员要充分认识到自己的工作成果及其应用对人类有用还是有害，能使人们的生存环境变好还是变坏，这是他们义不容辞的社会责任。

三、现代社会生活的变迁，新旧观念的冲突，给人的健康带来新问题

社会因素包括经常性因素、非经常性因素以及社会变迁因素。其中社会变迁包括自然环境与人口变迁、经济变迁、社会群体和社会制度变迁、社会价值观念和生活方式变迁、科学技术变迁以及文化变迁，它们都会对人体的健康和疾病造成影响。

在我国，伴随着社会主义市场经济体制的建立以及科学技术的发展、生活节奏的加快、铁饭碗的打破、竞争的出现以及新旧观念的冲突，各种与精神有关的疾病（冠心病、心动过速、消化性溃疡、厌食症、甲亢、行为异常等）发病率逐渐上升。北京地区重型精神病率占人口的 8～10‰，全市有重型精神病人 8～10 万。同时由于资产阶级个人主义、生活方式以及市场经济逐利性的影响，假冒伪劣药品、食品、化妆品等也危害了人类的健康。而伴随着对资产阶级生活方式的效仿和个人欲望得不到满足的悲观绝望，吸毒、赌博、卖淫、同性恋等已成为社会公害，性病的沉渣泛起，艾滋病、梅毒等性病的出现和传播又对人们的健康构成严重威胁。

在西方，激烈的竞争、失业、破产联结在一起，压迫着人们，出现了酗酒、吸毒、同性恋、性混乱等一系列社会问题。与压抑绝望的心理相应，指导自杀的书籍畅销西方。同时，购物狂、妄

想型、怀疑型等各种精神性疾病逐年增多，而性病、艾滋病的传播、蔓延不仅危害了行为人的健康，而且危害了下一代。

四、不良生活方式对人类健康的威胁

生活方式包括饮食方式、劳动方式、性生活方式、休闲方式等，它们都和人类健康相关。

美国社会医学家维克里在其名著《健康生活计划》中指出，自本世纪 60 年代以来，医技发展迅速，然而人类总死亡率非但不下降，反而持平甚至在有的年龄段有所上升，原因何在？经大规模流行病学调查和几种主要疾病的死因分析，证实由于不良生活方式导致的死因占 48.9％。吸烟、酗酒、饮食过度、嗜毒、纵欲、赌博、早恋、暴力、飞车、肇事、灾害事故、自杀等已成为影响健康，造成疾病、伤残以至死亡的主要因素。冠心病、高血压等心血管疾病，脑中风、肿瘤、慢性呼吸道疾病、糖尿病、结石症、肥胖症、精神疾病以及艾滋病、结核、肝炎等传染病已成为危害人类健康的主要疾病。这些疾病几乎都与不良生活方式有关。

我国居民健康同样也受到不良生活方式的威胁。就饮食方式而言，高盐饮食者易患高血压、中风；多食咸酸菜者易患食管癌；高脂食品与冠心病、乳腺癌、肝癌等病直接相关；而且，营养平衡失调、营养过剩和缺乏在我国并存；食品添加剂使用不当等，都会给健康带来负面影响。就不良生活嗜好来说，吸烟可导致冠心病、肺癌、慢性支气管炎等多种疾病。WHO 把吸烟列为全球流行病。1987 年报告，我国 20 岁以上人群中男性吸烟率达 70％，女性 8％，更令人担忧的是青少年吸烟者日渐增多。酗酒可导致肝硬化、消化性溃疡、其他胃肠疾病、精神神经系统损害、心脏病、代谢障碍、性机能障碍、癌症等。酗酒已成为社会问题，据统计，我国现有 1.6 亿嗜酒者。吸毒是当今世界重大的社会问题和卫生问题，近几年，我国吸毒人数逐年增多。吸毒行为不仅可直接损害人体健康，而且还可传播艾滋病、肝炎等。因此，人类要想健康地生活，就必须选择健康的生活方式。

第三节　在新的健康观念下的
医德责任

1977 年第 30 届联合国世界卫生组织大会提出"2000 年人人享有卫生保健"，同时明确了"人人健康"这个重大的战略目标，它体现了社会整体及卫生事业基本发展的道德原则，标志着医疗卫生事业发展到人人参与、人人健康的新时代。这就给医务人员提出了特殊的、更高的道德要求。

一、人人参与，共建健康世界

科学技术与社会的发展，把健康的责任赋予每一位社会成员，所以健康不仅仅是医务人员所要承担的道德义务，它还要求社会所有部门和每一个人都要遵守健康道德，树立起大卫生观念，来保障实现"2000 年人人享有卫生保健"和"人人健康"的战略目标。

从卫生服务的角度看，人人健康的含义就是"使全世界人民达到最高可能的健康水平"。最高可能是要使不同国家按照各自的社会和经济能力尽力改善本国人民的健康状况。人人健康不是一个单一的指标，而是使人民健康逐步改善的过程，也是社会进步的标志。具体地说，到 2000 年，所有国家人民的健康状况至少达到这样一种水平，即他们能够有效地进行工作，积极参加当地的社会生活。人人健康不是指 2000 年医务人员要治愈所有的疾病，也不是指 2000 年不再有人生病或致残，它指的是人们将运用更好的途径去预防和治疗疾病，减轻不可避免的疾病或伤残的痛苦，通过影响生活方式和控制自然、社会心理环境中的危害因素，来控制非传染性疾病，以及促进精神卫生。通过在人们中合理地分配卫生资源，使所有的人能够享受到最基本的卫生保健，人们将懂得自己有力量摆脱疾病的损害。

"2000年人人享有卫生保健",单靠卫生部门是不可能实现的,需要同其他社会和经济部门协调一致地工作,并在协同中发挥重要作用。健康是全社会的共同责任,所有部门都要把自己的工作和人民的健康联系起来,努力维护和增进人民健康,动员全社会消除有害人类健康的因素,这已成为人类生存的主要课题之一。

为达此目的,人人都要承担一定的道德责任。首先,人类要改变在人和自然的关系上的长期的"人类中心论"的观念,树立起保护自然环境就是保护我们人类自己的新观念,努力做到人类生存和发展与自然环境的保护和保持相一致,以达到人和自然的和谐发展。要全民动员,搞好环境卫生的防护工作,防止和消除污染,为人们创造良好的生活和工作环境;提高人们的健康水平,增强人们体质;靠增强环保意识和依法治理来调整人和环境的关系。其次,健康既是权利又是义务。社会有责任为增进公民的健康提供客观条件。但是作为社会一员,每个公民在增进自身健康的同时也有义务为维护和增进他人的健康作出贡献。而且,个人的健康状况也与个人的自我保健息息相关。

主体自身健康的道德责任,就是要建立符合道德要求的生活方式,养成健康向上的心理,增强健康意识和自我保健意识,提高自身对疾病的免疫力和健康水平。

二、医务人员特殊的道德责任

影响人类健康状况的社会因素问题,总是在医学历史的发展过程中推动医学向前发展的。医学的根本目的和最大利益,就是使人人获得健康,医学道德从整体上讲就是要为人人健康这一目标服务。具体地说,就是要全面考虑和研究卫生政策、方针在道德上是否正确、是否有效,即在多大程度上维护、增进和改进了人们的健康。从人和人群角度讲,人的生活方式和行为、生活习惯、卫生状况、医学文化知识和道德观念，又构成了人群健康行为准则和规范，医务人员有责任宣传、监督。所以人人参与并未减轻医疗卫生单位的责任，而是从更高的角度向医务人员提出了更高的道德要求。医务人员作为公民既要履行公民的权利和义务，就职业本身来说更具有特殊的道德责任，具体为：

第一，认真研究人类生活和劳动所处的内外环境对健康的影响。随着健康观念的转变，人们对医学的期望不仅仅在于消除生物学意义的异常状况，而且希望自己的身心更加健康、社会环境更加完善，医学被赋予了新的心理学和社会学的意义。因此，医务人员的社会道德责任也比过去更受重视。新的健康观念和人人健康的目标要求医务人员做到不仅要关心个体的生物环境，还要关心精神、社会环境，不仅要关心个体，还要关心群体，不仅要关心病人，还要关心健康群体，为此就必须研究人类生活和劳动所处的内外环境对健康的影响。个体内部环境包括遗传、体质等，外界环境指自然和社会环境。研究环境中各种因素对机体作用的规律，就是为改善环境条件、利用环境中有利的因素以促进健康，消除有害因素，为防治疾病的对策，为国家医疗卫生事业的宏观政策提供依据，当好参谋。对已出现影响人类健康的外部环境要提出并采取综合措施，协调各方面的力量，运用一切必要手段（包括法律手段），治理公害，调节和保护生态平衡，为人类的生存发展创造良好的外环境，协调和监督其他部门做好卫生保健工作。

第二，继承和发扬祖国医学的优良传统，积极地为人民群众身心健康服务。祖国传统医学十分重视整体观念与辨证施治，因此在医德上就提出了治病要联系四时、阴阳变化的自然环境、内伤七情的社会心理因素以及人体自身的各方面的条件，做到因时、因地、因人而异的要求。当今新的健康观念和现代医学模式的转变更表明我们继承和发扬祖国医学优良传统的重要性。

在新的条件下，综合性医院应创造条件由医疗型逐渐向保健型过渡，并注意培养全科医师和加强毕业后教育，以适应新的需要。对医务人员来说，要拓宽自身的责任范围，以高度的自律精神去履行健康义务；对疾病的诊治，要对病人的整体（身心）负责，并要注意对病人的心理治疗；预防保健工作应从个体扩大到群体，从生理病理扩大到心理行为，从医院扩大到社会，从人类社会扩大到生物圈，甚至宏观宇宙，以达到增进和保护人类健康的目的。

第三，积极承担起健康教育的重任，承担起宣传健康知识，树立健康意识、反对不健康的行为习惯的责任。

世界卫生组织提出了到本世纪末实现全球人人享有卫生保健的战略目标。这也就是说，健康不是指哪一部分人（病人、权贵等）的健康，而是社会所有人群的身心健康。因此，医学人道主义原则就不仅仅体现在到医院寻医求药的人身上，而是要面向社会的人群。由于健康观念的转变，卫生发展战略已转为人民健康发展的战略。为了实现人人健康，卫生部门只注意增加医师、病床、门诊人次等是不够的，同样，人道主义原则仅仅关注医院服务数量与质量也是不够的。医务人员应走出本部门的狭小范围，与其他部门合作，帮助各有关部门去监督与评价他们所实施项目与规划的健康效益，防止对健康发生消极影响，促进并鼓励对健康的积极影响。

医务人员要利用一切可以利用的渠道和形式，对群众进行健康教育，普及健康知识，让更多的人了解和掌握自我保健知识，提高自我保健的意识和能力。同时，医务工作者还要积极参加并做好初级卫生保健工作，以促进占中国人口 80％ 以上的农民的身心健康。

搞好健康教育，普及健康知识是医务人员义不容辞的责任，其目的是维护、改善和促进个体与社会群体的健康，其主要任务是：

（1）建立和促进个人和社会对预防疾病和维护健康的自我责任，增强健康意识，选择有利于健康的生活方式和行为。

（2）促进社会采用正确的决策，创造有利于健康的社会环境。有效地促进个体和社会整体都来关心健康、预防疾病。

应该看到普及卫生知识是人人享有卫生保健的治本措施。我国全民的卫生知识水平还较低，有些基本的卫生常识对许多人来说还几乎等于零。1986年河北省18个地市和华北石油管理局，对50000人进行卫生知识和卫生习惯随机抽样调查，结果为，对粪便可传播疾病、饮水消毒、工业"三废"危害的认识，城市中知道率分别为28.5%,43.2%和55.7%,农村分别为14.5%,16.2%和12.2%；知道卡介苗是预防结核病的仅为19.3%,农民仅占6.7%。在17000多农民中，每天刷一次牙的不到一半，刷两次牙的仅为3.7%,甚至很多人不能坚持每天洗脸。由于健康观念淡薄，缺乏卫生知识，导致人们自我诊断、自我保健能力很差，而且肠道传染病、儿童贫血、视力下降、早婚早育、妇科病等对人们的健康威胁也很大。与此同时，随着物质生活水平的提高，不少人认为食肉、抽烟、喝酒是生活幸福的标志，使"富贵病"逐年增多，而营养过剩或不平衡是"富贵病"的病源。北京地区45岁以上妇女50%体重超重，冠心病、乳腺癌、肺癌、结肠癌、糖尿病等发病率不断上升。对此，医务人员要转变重医疗、轻宣传的观念，对社会各种人群有计划地大力开展健康宣教工作，反对危害健康的行为习惯，帮助人们建立良好的卫生观念，增强自我保健能力，提高全民的健康意识和健康水平，使医学人道主义原则贯彻到健康的各个领域中，这是人人参与、共建健康世界所赋予医务人员的特殊的道德责任。

思 考 题

1. 人类健康面临哪些新威胁？
2. 医务工作者在新的健康观念下有哪些新的医德责任？

第十章　医德的评价与修养

医德的评价与修养属于医德的实践范畴，是医学伦理学中的重要组成部分。正确地进行医德的评价与修养，对于医务人员选择正确的道德行为、培养高尚的道德品质、升华医德境界，从而促进社会主义医德医风建设，具有重要意义。

第一节　医德的评价

医德评价是一种巨大的精神力量，它以其善恶判断直接参与整个医疗卫生实践活动，对医务人员的职业行为产生重大影响。

一、医德评价的标准

1. 医德评价的含义

医德评价，是指人们依据一定的道德标准或原则，对医药卫生人员或医疗卫生单位的行为和活动作出的道德与不道德的判断。医德评价是对医德行为进行评价，包括评价别人的行为和评价自己的行为两个方面。在医疗卫生活动中，医务人员、病人乃至整个社会，总是要根据一定的标准和原则去评判各种医疗行为的道德是非的。当他们认为某种医疗行为是道德的，就会加以支持和赞扬，就会产生一种鼓励这种行为的力量；相反，当他们认为某种行为是卑劣的，不道德的，则会给予批评，并形成一种舆论，以制止这种不道德的行为再次发生。医德评价能够帮助每一个医药卫生人员形成正确的医德认识，有助于树立和明确各种医疗行为道德与非道德的界限，能帮助自己避恶就善，自觉选择高尚的医疗行为。因此，确定医德评价的标准，开展医德的评价，分清医务人员各种医疗行为的道德界限,对于促进医德水平的提高,有着积极的意义。同时,医德评价对于医学科学发展中出现的某些重大医德纠纷有明辨是非的作用,从而促进医学科学的发展。

2. 评价医德行为的标准

评价医德行为必须依据一定的道德标准,没有标准无法进行评价。要恰当地进行医德评价,必须确定一个正确的或比较正确的医德评价的客观标准。

善与恶是人们在社会生活中进行道德评价的最一般的概念,是人与人之间、个人与社会之间发生的复杂的道德关系的反映。医德评价中的善与恶,是人们复杂的医德关系的反映。这里所说的"善",是指符合一定阶级或社会的医德原则和规范的行为;所说的"恶",是指违反一定阶级或社会的医德原则和规范的行为。在医德评价上,没有永恒不变的善恶标准,它必然随着社会制度的更替,社会道德的变化而变化。即使在同一时代,不同国家或民族在评价同一医疗行为时,其善恶判断也可能是不同的。例如:在对待脑死亡、器官移植、安乐死等问题上,不同国家和地区,乃至同一个国家的不同时期,人们的认识和评价标准是不同的。

医德评价标准存在着可变性和相对性,是否就说明医德评价没有一个客观标准了呢? 医德作为一种职业道德,它的宗旨是治病救人,尽管在现实中医务人员的行为千差万别,人们对同一种医疗行为会有不同看法,但是医德评价的标准是客观存在的。其客观性就在于医德的产生、形成和发展有它的客观过程和规律,它完全是在医务人员职业生活和社会实践基础上逐步形成的。

社会主义医德原则是处理医德关系的根本指导原则,根据这一指导原则的要求,评价医疗行为的道德标准,主要依据以下三条原则。

第一,医疗行为是否有利于病人疾病的缓解与健康、长寿。这是衡量、评价医务人员临床医疗实践的主要标准。医务人员如果采取某些明知对疾病的缓解和根除不利的医疗措施,不管其主、客观原因如何，都是不道德的。

在实际评价医疗行为过程中，人们还常常自觉地把"病人满意"或把病人对医务人员的赞扬作为衡量医德的尺度。虽然一般地说，病人对医务人员的赞扬在多数情况下反映了医务人员对病人是负责的，是服务周到的，不过，病人对医务人员的表扬多少，对衡量医德高尚与否只有参考价值，不能作为评价医德的基本依据。"病人健康利益"这一概念，不仅是建立在满足周到的服务态度上，而是建立在医学科学的基础上。病人由于种种原因，在一般情况下很难从医学科学的角度全部理解自己的健康利益。因为有的医务人员服务态度是好的，甚至对患者有求必应，但是在治疗过程中由于技术水平和其他方面的原因给患者健康造成了不应有的损害，而患者一时未能察觉，在这种情况下，患者的赞扬就很难反映"病人健康利益"。此外，由于社会不良风气的影响而出现的某些"假表扬"或"授意表扬"，也不是没有的。

由此可见，在评价某种医疗行为是否反映病人健康利益这一基本原则上，必须要综合病人、医务人员等多方面的意见，必须要有科学的依据，不能把"服务态度"当作评价医德好坏的唯一标准。服务态度无疑是重要的，是病人恢复健康的重要条件，但它不是健康恢复的唯一条件。医疗技术也是一样。只有把"服务态度"与"医疗技术"统一到"病人健康恢复"这一原则之中，才能对医疗行为作出客观的、恰当的评价。

第二，医疗行为是否有利于促进医学科学的进展和社会的进步。医务人员在医学科学研究中，只有具有不怕艰苦、勇闯难关的坚强毅力，不图名利、互相帮助的协作精神和实事求是、一丝不苟的治学态度，才能很好地完成科研任务，为医学的发展、社会的进步做出贡献。医学科学发展的历史表明，我们的医学有今天，我们的人类有今天这样强健的体魄，都是由医务人员不断探索、积极实践取得的，他们用自己的辛勤劳动，甚至是自己的身躯为医学发展拓宽了道路，推动了医学科学的发展。在科学技术发展日新月异的今天，为了提高人类的健康水平，医务人员试行、推广某些新技术时，可能会遇到某些传统观念的抵制，但如果这种科学技术对挽救病人的生命、发展医学科学有价值，那么就应该认为是道德的，如生命科学所带来的诸多伦理问题。

第三，医疗行为是否有利于人类生存环境的保护、改善和是否有利于人群的健康、长寿和优生。医学事业的目标不仅是要防病治病，而且要做好预防工作，改善人类的生存环境（自然环境、社会环境）以利于整个人群的健康。有的医疗措施，如放射治疗，虽有一定疗效、对病人有利，但防护不慎则对整个社会危害很大。卫生单位的门诊、病房、化验室、实验室、手术室、病理室、X线片洗印室以及洗衣房、澡堂、厕所、太平间等每时每天都有大量的污染物排放出来，经水道流入江河湖海，污染水源；未经消毒灭菌处理与生活垃圾混杂一道的污物，也严重地污染环境，如结核病医院的污水，每升中化验出结核菌几百万至几千万个。因此，严格处理医院的废物，也是一个十分重要的问题。否则，我们前门给人治病，后门又使人致病，这也是不道德的。

以上三条标准，总的目的都是为了人类的健康和幸福，在进行医德评价时，应以这些标准进行善恶评价。

二、医德评价的依据

仅有判断善恶的标准还不能完全解决医德评价问题，因为任何医务人员的行为都是有目的、有意志的活动，衡量行为的善恶，就需要进一步研究行为之前是否有良好的动机，能否取得预期的效果，是否有正确的目的，为达到此目的而采取了哪些手段。因此，在医德评价中，还必须研究医务人员的动机与效果，目的与手段。

1. 动机与效果的统一

所谓动机，是指一个人在行为前的主观愿望。道德动机就是人们行为所趋向的一定道德目的、主观愿望或意向。医务人员在行为之前，有不同的主观愿望，也就有不同的动机。

所谓效果，是指人们的行为所产生的后果。医疗效果，是指医务人员的医疗行为所产生的结果。

动机与效果问题，历来是伦理学家争论的问题。进行道德评价的依据是动机还是效果？伦理学史上存在着两种相反的意见，即所谓的动机论和效果论。

动机论者认为，评价一个人行为的善恶，应当以他的主观动机为依据。德国古典哲学家康德是唯动机论的著名代表。他认为判断善恶的唯一依据是看动机符不符合"善良意志"，凡是从"善良意志"出发的行为就是道德的，至于这个"善良意志"是否带来好的结果，那是无所谓的。因而把行为的主观动机绝对化，片面强调动机，否认效果在道德评价中的作用。

效果论者认为，评价一个人行为的善恶，应当以他的行为的客观效果为依据，至于行为的动机如何，可以完全不必考虑。其著名代表是19世纪英国功利主义者边沁和穆勒。边沁认为，意向的好坏，要看企图的后果来决定，一切动机都能产生善行、恶行或中性行为，因此，只有效果才是判断道德与否的依据。穆勒也认为，只要某一行为的效果是好的，那么这一行为便是道德的。效果论者只片面强调效果在道德评价中的作用，把效果推向极端，从而否认动机的意义。

马克思主义伦理学把辩证唯物主义运用于道德评价中去，揭示了动机与效果的辩证统一关系。毛泽东同志指出："唯心论者是强调动机否认效果的，机械唯物论者是强调效果否认动机的，我们和这两者相反，我们是辩证唯物主义的动机和效果的统一论者。为大众的动机和被大众欢迎的效果，是分不开的，必须使二者统一起来。为个人的和狭隘集团的动机是不好的，有为大众的动机但无被大众欢迎、对大众有益的效果，也是不好的。"（《毛泽东选集》，人民出版社1966年版，第三卷，第825页）毛泽东同志这段话阐明了马克思主义关于动机与效果问题的基本观点。

从马克思主义的基本原理出发，在进行医德评价时，必须坚持动机与效果相统一的观点，将动机与效果联系起来，放在客观的医疗过程中加以分析，从而作出较正确的判断。在医疗实践中，一般说来，一个好的医疗动机，常常产生出好的医疗效果；坏的医疗动机，常常引出坏的结果。但是，由于医疗活动要受各方面条件（如医疗设施、医学科学技术的发展水平等等）的制约，由于医务人员本人对医疗技术的掌握要有一个过程，也由于在医疗活动中还有一些意想不到的情况，或由于病情复杂多变等，有些时候好的动机可能产生不好的结果。如在治疗恶性肿瘤的过程中，医务人员虽竭尽全力，但由于技术等原因，未能挽救患者的生命。同样，在一定条件下，坏的动机也可以引出好的结果。例如有的医生为了使康复了的患者为其提供某种私人服务，也可以把病治好。

因此，医德评价必须既看动机又看效果，联系全部医疗过程对动机和效果进行辩证的、具本的分析，坚持动机与效果的统一。同时，一个医务人员要想使自己的动机与效果一致，使自己的医疗行为具有道德上善的价值，得到病人和社会的良好评价，就要努力做到具有符合国家和人民利益的、符合社会主义医德要求的动机，要有科学的态度和高度的责任感，要有精湛的技术和熟练的操作，要有勇于纠正错误改正缺点的决心。

2. 目的和手段的统一

目的与手段是和动机与效果相联系但又有区别的一个问题。所谓目的，是指医务人员在经过努力之后所期望实现的目标；而手段则是指为实现目标而采取的措施、办法、途径等。目的与手段相互联系、相互制约，目的决定手段，手段必须服从目的，没有目的的手段是毫无意义的；同时，目的也不能脱离一定的手段，目的总是通过手段来实现的。因此，在进行医疗行为评价时，要坚持从目的与手段相统一的观点进行评价。

在医疗实践中，绝大多数医务人员都是将治病救人、使患者早日康复作为治疗目的的。而要想使自己的行为达到预想的目的，选择正确的医疗手段是十分重要的，这就需要医务人员在医疗活动中遵循下列原则：

第一，选择的诊治手段是经过实践检验证明有效的。作为临床应用的一切诊疗手段（包括各种新技术和新药物），必须经严格的动物实验和临床实验证明有效的才能应用于病人，不能随意采用尚未经过验证的治疗手段和药物。

第二，选择的治疗手段应该是最佳的。这种最佳包括疗效最佳（即在当时当地的技术水平和设备条件下，看来是最佳的）、安全可靠、副作用小、对机体损伤最轻和经济耗费最少。

第三，治疗手段与病情发展程度相一致。医务人员在选择治疗方案时，要从病人的病情和病人的利益出发，坚持实事求是，对症下药，既不能大病小治，也不能小病大治，更不能此病彼治。

第四，选择医疗手段要考虑社会后果。一切可能给社会带来不良后果的手段，都不宜采用，其中包括可能造成环境污染、细菌扩散等治疗方法。对某些病人有利，而对更多病人乃至社会利益带来损害的手段，也不宜采用。

总之，在进行医德评价时，要将有利于人类健康利益作为根本原则，以动机、手段、效果为根据，从实际出发，实事求是，作具体的、辩证的分析，才能作出正确的判断。

三、医德评价的方式

医德评价方式同一般社会道德的评价方式一样，主要是通过社会舆论、内心信念和传统习惯等方式进行。

1. 社会舆论

社会舆论是指一定社会、阶级、集团或生活在一定范围之内的具有相当数量的群众，对某些事件或行为的情绪、态度和看法。任何一种社会舆论，都是在一定道德观念的长期熏陶和支配下形成的。当某种道德观念被大多数人接受和信奉时，就能形成一种强大的社会舆论。这种社会舆论通过对人们善行的赞扬和恶行的谴责，深刻地影响着人们的道德行为，调整着人们之间以及个人与社会之间的关系。

社会舆论从传播形式上说分为有领导、有组织、有目的地自觉形成和自发形成两种，前者如通过报纸、电台、电视等各种宣传手段，表彰先进人物，赞扬先进事迹，或者通过揭露、谴责那些违背医德行为的作法，形成强大的社会舆论，以榜样的力量推动医务人员按照社会主义医德原则和规范去行动。后者则是人们遵循着实际生活经验和已有传统的情况下形成的，对这种舆论要加以区分，支持有利于社会主义医德建设的自发舆论，抵制错误的社会舆论。

正确的社会舆论，表现了社会对医务人员道德品质和道德行为的客观要求，表达着社会或集体中绝大多数人的愿望和意志。在医德评价中，要广泛而恰当运动用社会舆论，倡导、赞扬、鼓励高尚的医德行为，贬责、鞭挞恶劣的行为，促进医务人员自觉反省自己。这样，就会使被褒者内心受到鼓励，继续为善；使被贬者内心感到惭愧、羞耻，使其改恶从善。

社会舆论能帮助医务人员明辨是非、善恶、荣辱，增强责任心、荣誉感，自觉地选择有利于社会和病人的行为；社会舆论可以起到监督作用，纠正错误，改进工作。

2. 内心信念

内心信念是指人们接受某种教育并躬身实践，逐渐从内心里生长出对某种道德观念、道德准则和道德理想的真诚信仰和强烈的责任感。内心信念是深刻的道德认识、炽热的道德情感和坚强的道德意志的有机统一。人们一旦牢固地确立了某种内心信念，就能长期地、自觉地、全面地根据这种内心信念来选择行为、指导实践，并鉴别自己或别人行为的善恶。

内心信念是医德评价的一个重要方式。内心信念是医务人员发自内心的对道德义务的真诚信仰和强烈责任感，是医务人员对自己行为进行善恶评价的精神力量。在实际工作中，并不是医务人员的每一个行为都能及时得到病人和社会的监督，也不是每一种行为都能受到社会舆论的公正评价。一个具有高尚医德品质的医务工作者，应把践行医德要求作为深刻的内心信念。

内心信念是通过职业良心来发挥作用的。良心不仅对医务人员的行为有监督作用，而且具有裁判作用。良心是医务人员内心的"道德法庭"，自觉地在良心法庭上做自己的起诉人和审判官，自己检查和审判自己的言行。对自己合于医德要求的言行，会得到良心上的安慰和满足；当自己违背医德行为时，即使不被人发现，也要在内心深处加以审判，进行自我谴责，产生羞耻之心，并努力避免再发生类似的行为。医务人员通过这种经常自己对自己的审判解剖，使自己的医德品质逐步得以升华。因此，内心信念对调节个人行为，主动选择有道德的行为起着重要的作用。当然，这种职业良心不是生来就有的，而是靠医务人员长期自觉地医德修养获得的。

3. 传统习惯

传统习惯或称传统习俗，是指人类在社会生活中长期形成的一种稳定的习以为常的行为倾向。它源远流长、世代沿袭，与社会心理、民族感情交织在一起，具有特殊的稳定性，并且在道德评价中发挥着特殊的作用。我国是文明古国，文化历史悠久，在我国医学发展的历史上，传统习惯曾经起过很大的作用，为现代医德的形成和发展打下了坚实的基础。但是传统习惯的形成是以一定的历史条件为背景的，因此，它在道德评价中的作用并不都是积极的。在医疗工作中，任何社会都存在新的和旧的传统习惯，落后的传统习惯只能是形成新的医德风尚的阻力。因此，在医德评价中，必须依据医德评价的标准来决定对传统习惯的态度，继承和发扬优良的传统习惯，批判和改进不良的传统习惯，促进新的符合医学道德的风俗习惯的形成。

社会舆论、内心信念和传统习惯这三种评价方式既有区别又有联系，在医德评价中共同发挥作用。社会舆论和优良的传统习惯能增加医务人员的内心信念，培养人们的善恶观念，培养医务人员的道德责任感，促使人们内心的矛盾和斗争，提高医务人员对行为善恶的自我评价能力。内心信念的增强，善恶观念和道德责任感的培养，又会使社会舆论和优良传统习惯发挥更大的作用。社会舆论同内心信念的高度一致，就能对医务人员的行为产生重大的影响，当社会舆论大力赞扬某种行为，使医务人员形成一种强烈的内心信念时，就会更加自觉地严格要求自己，鞭策自己，形成持久的医德信念进而形成优秀的道德品质。

第二节　医德的修养

医德修养是道德修养的一个重要组成部分，是指医务人员在道德人格方面所进行的自觉的自我改造、自我陶冶、自我锻炼和自我培养。医德修养是将道德他律转化为自律的重要环节，也是达到道德自律境界的重要方法。

一、医德修养的含义及实质

（一）什么是修养

修养一词的使用历史久远，而且涵义相当广泛。"修"的本意是整治、提高；"养"的本意是培育、长养。两个字合成一个词，就有切磋琢磨、涵养提高的意思。人们对修养一词的理解概括起来有三方面的内容：一是指有涵养的待人处事的正确态度，如礼貌、谦恭、忍让、大度等；二是指"修身养性"的方法，如"修省"、"体察"、"慎独"等；三是指在政治、思想、道德品质和知识技能等方面，经过长期锻炼和培养所达到的一定水平，如政治修养、思想修养、道德修养、艺术修养等等。

（二）什么是道德修养

道德修养在修养中占有重要地位，指一个人在思想品质和道德意识方面的自我教育、自我锻炼和自我改造。其中既包括行为的内容，即依照一定的道德原则和规范所进行的自我批评、自我解剖和自我锻炼；也包括品质的内容，即在实践中所形成的道德情操以及应达到的思想境界。

道德修养是每个民族都离不开的课题，但是不同的民族都有其道德修养的不同特点。中华民族是文明之国、礼仪之邦，在她优秀的传统文化中，道德修养占有十分重要的地位。中国有一个故事叫做"管宁割席"，从中可以看出中国人民对道德修养的重视程度。管宁是古代一个很有修养的人，他与一位同窗关系很好。一天，他们在路上拾到一些钱财，管宁坚持要送还失主，可这位同窗却想归为己有。管宁在多次劝说都不能让同窗回心转意的情况下，毅然割断自己与这位同窗同坐的一张席子，表明自己与不讲道德的人绝交的态度。中国的儒家主张"修身、齐家、治国、平天下"，古代不少人将此作为毕生遵从的人生理想。对此，孔子做了较详细的说明："大道之行也，天下为公"，他要求人们把道德修养与个人的事业、民族的兴衰联系起来，认为修养不是空洞的理论，而是人生的社会实践。可见儒家所提倡的道德修养是具有积极的人生意义和社会政治目的的。

马克思主义者也十分重视人们的道德修养，将道德修养作为事业成功的基石。恩格斯在《德国农民战争》一文的序言中谈到德国工人运动取得重大成就的原因时指出："他们属于欧洲最有理论修养的民族，他们保持了德国那些所谓'有教养'的人几乎完全丧失了的理论感。"列宁也说："政治上有修养的人是不会贪污的。"毛泽东曾经号召全党来一个学习竞赛，以提高"我们党的马克思列宁主义的修养。"刘少奇还专门写了《论共产党员的修养》。邓小平同志十分重视共产主义理想、信念和道德教育，他说："党和政府愈是实行各项经济改革和对外开放政策，党员尤其是党的高级负责干部就愈要高度重视，愈要身体力行共产主义思想和共产主义道德。"在当前社会主义市场经济的新形势下，中国共产党人仍把思想道德建设作为精神文明建设的重要内容，江泽民总书记在《正确处理社会主义现代化建设中的若干重大关系》一文中指出："要把物质文明建设和精神文明建设作为统一的奋斗目标，始终不渝地坚持两手抓，两手都要硬。任何情况下，都不能以牺牲精神文明为代价去换取经济的一时发展。"

古今中外的优秀人才、名流学者，大都十分重视道德修养。他们日复一日，年复一年，如切如磋如琢如磨地进行修养。他们的这种道德修养对他们的成功起了巨大作用，并使他们的美名万古流芳。

（三）什么是医德修养

医德修养是道德修养的一个组成部分，是指医务人员在医德意识、医德情感和医德意志等方面的自我教育和自我改造。它包括两个方面的内容，一是医务人员按社会主义医德原则和规范所进行的磨炼意志，实践履行医德的过程；二是医务人员在医德实践中经过长期的努力所达到的医德水平和医德境界。医德修养是医德诸规范、要求得以顺利实现的重要基础，是磨炼品行的自我熔炉，是道德教育的现实课堂，是道德修养在医学这一特殊职业上的具体体现。

学医的人，首先要有仁爱救人的"大慈恻隐"之心，要具有赤诚的好生之德。医者的道德品质优劣，关系到人民的生命安危、千家万户的悲欢离合。如果具有高尚的医德，对病人就能高度同情，视病人为亲人，对医务工作认真负责，一丝不苟地为挽救病人的生命牺牲自己的一切。反之，缺乏必要的医德修养，在医疗实践中，就会借医谋私，追求名利，对病人有亲疏贵贱之分，不能一视同仁，以个人利益为中心，置病人生命于不顾，甚至发生责任事故。

1. 医德修养的基本内容

一般说来，医德修养包括医德认识的提高、医德信念的形成、医德感情的丰富、医德理想的确立、医德行为的训练和医德习惯的养成等一系列的环节。

医德认识是医务人员医德品质形成的基础。医务人员只有了解和认识自己医德行为的意义，个人与他人相互间的道德义务，掌握一系列的医德原则、规范，才能产生一定的思想情感。医务人员提高医德认识水平，就等于提高了自己的医德判断能力，从而增强履行医德义务的自觉性。

医德情感，是激发人们进行自我反省的动力，也是医德发生社会作用的一种形式。当然，这种情感不是短时间所能培养出来的，是在长期的医德实践基础上通过自身的不断修养才逐步树立起来的。随着这种医德情感的不断深化，医务人员的事业心和责任感也会日益增强。不论是否与病人相识，不论患者病情轻重，也不论患者病症有无科研价值，都能做到以同样的感情对待，为解除病人痛苦，一视同仁地履行医德义务。

医德意志是发自内心的对自己应尽义务的坚定信心和强烈责任心。锻炼医德意志，树立医德信念，关系到医德修养的形成和完善，是调节医德行为的精神力量。培养医务人员的医德意志，是从医德认识到医德行为的关键环节，是能否达到高层次医德境界的重要条件。有了这种意志和精神，就能在疑难病人和危重病人面前，敢担风险，知难而进。

医德行为和习惯是医德修养的目的，也是衡量医务人员医德水平的客观标志。医务人员对医德的原则、规范有了深刻的认识，就会产生炽烈的医德情感和顽强的医德意志，就能在履行医德义务的医疗工作实践中控制行为，抉择行为，自觉地按原则、规范办事，锲而不舍，坚持不懈。

医德修养四个方面的基本内容有着相互作用、相互促进的内在联系。医德认识是形成医德品质的前提和基础，只有知道该做或不该做，才能产生付诸行动的动机；医德情感是意志的必备条件，是产生行为的动力；医德认识只有同情感相结合才能伴随意志，产生行动；医德意志是行为习惯的精神支柱，是认识、情感转化为行动的重要环节，没有意志力，行为习惯是不可能养成的；而医德行为习惯则是认识、情感、意志的综合外在表现，是前三个内容的具体实践。

2. 医德修养的实质

医德修养的过程，就是医务人员把医德原则和规范转化为择善去恶的内心信念的过程。在这个过程中，自觉地开展两种对立的医德观念上的斗争，择其善而从之，不善者而改之，这就是医德修养的实质。这里突出强调的是一种高度的自觉性，其宗旨在于主体自身塑造优秀的医德品质，并提高自身的医德境界。这种高尚的医德品质和医德境界的升华，都离不开主体自觉性，因此，高度的自觉性是医德修养的内在要求和根本特点。医德修养的过程，是一个自我认识、自我解剖、自我教育、自我改造和自我提高的过程。这种自我反省和自我解剖不是同别人的斗争，而是自己对自己的斗争。这里没有外力的强迫，完全靠个人自觉，自觉在这里起了非常重要的作用。诚然，在修养过程中，必要的外部条件和影响是不可少的，但最终取决于个人的高度的自觉性。否则对自己的弱点、缺点就会视而不见。俗话说："智者面对镜子，是为了清洗脸上的污垢，愚者面对镜子，则是为了寻求对自己的赞美。"医德修养的实质告诉我们，是要做智者而不是愚者。

二、医德修养的基本途径和方法

中国有一句谚语："玉不琢，不成器"，意思是说，未经琢磨的玉石虽然也是宝贝，但却不能成为有用的珍品。同样，一个医务工作者不管他天生的资质多么好，如果不进行后天的医德修养，也难以成为有用的医学人才。医德修养是一种雕琢，是一个过程，是一门艺术。每个医务工作者要想成就事业，必须进行这种雕琢，践履这一过程，掌握这门艺术。其基本的途径和方法是：

1. 学习理论

对医德的清醒认识，以及医德意志的坚定程度来源于对医德理论的深刻理解。将医德理论转化为思想觉悟和品德即学会了做人；把医德理论转化为观察问题和处理问题的能力，即学会了做事。做事做人都按照医德规范去履行，医德修养就达到了一定的水平。

中国传统医德理论是祖国医学伟大宝库中夺目的瑰宝，代表著作有《内经》、《伤寒论》、《物理论·论医》、《千金要方》、《大医精诚论》、《万病回春》等，系统地确立了医德原则、医德规范、医德评价和医德教育等多方面的丰富内容，形成了比较规范的理论体系。但由于中国封建社会的历史背景，也使其有着不可避免的历史局限性，我们在学习时必须本着"扬弃"的原则，剔其糟粕，取其精华。

现代医学模式的转变和医学科技的发展，也给医德理论的发展提出了新的课题，要求医德理论必须拓宽研究范围，变革传统的医德观念，进行新的医德理论的研究和探索。我们在学习时必须本着"开放"的原则，把医德理论看成是一个开放的系统，密切注意医学科学的发展，根据科学发展的新成果来不断进行新的医德概括和论证。

2. 确定志向

确定志向是医德修养的前提，医务工作者必须具有为中华民族的昌盛、人民的健康、幸福而献身医学事业的志向。

立下坚定志向的人，在艰苦的环境中不会被困难所吓倒，他会支撑起生命的风帆，在困难中磨砺生命之剑，通过不断的努力来积蓄力量，待机从逆境中奋起；立下坚定志向的人，他不会在舒适的环境中放弃追求，而是会更上一层楼，努力提高自己的修养境界，追求人生的完美。神农氏为了挽救饥饿的人类，不顾生命危险，亲口品尝各种野生植物的滋味。相传他在品尝过程中，一天竟吃了70多种有毒的植物，引起头昏脑胀，上吐下泻，险些送掉了性命，最后终于战胜死亡，找到了可供养人类生存的食物来源。明代李时珍立志重修药典，历时27个寒暑，踏遍青山，尝遍百草，三易其稿而编成了中国医药学巨著《本草纲目》。

立志就是确定了自己的人生理想和奋斗目标，一个人确立的目标越远大，他获得的奋斗动力也就越大，才有可能在人生修养的过程中迈出坚定的步伐。

3. 躬亲实践

躬亲实践，是医德修养的根本方法，也是塑造良好的医德品质，达到高层次医德境界的根本途径。

中国古代伦理学家提倡的道德修养方法大都是十分严格的，但往往是脱离实际的，如庄子提倡"心斋"和"座定"，所谓"心斋"就是使内心虚而静，"座定"就是面壁而坐，不思、不动，排除一切感情欲望，做到物我两忘。这种修养方法是不可取的，是与实践相脱离的，闭门思过既无用处，久而久之也无过可思。

马克思主义伦理学提倡一种"躬亲实践"的修养方法。道德实践是道德的归宿，修养从根本意义上说不仅仅是一个理论问题，而且是一个非常现实的实践问题。一个人只有积极投身于道德实践之中，他才可能真正理解道德的内涵，才可能培养发自内心的道德情感，形成坚定的道德信念，养成相应的道德习惯。刘少奇曾经说过："革命者要改造和提高自己，必须参加革命实践，绝不能离开革命实践。"因此，在实践中修养是医德修养必须遵循的根本原则。医务人员要深入基层，体察民情，在医德实践中，学习医德理论，培养医德感情，锻炼医德意志，并不断回忆和检点自己的言行，改正错误，纠正缺点。经过在实践中的多次自我反省、学习，使自己的医德情感和意识转化为持久的医德行为和习惯，从而达到逐步提高医德品质和医德境界的目的。

4. 贵有恒心

医德修养的任务是长期艰巨的，贯穿了人的一生。一个人要想使自己具有高尚的医德，不是一朝一夕的事，不可能短时间内一蹴而就。我们平常所说的"活到老，学到老，还有三分学不到"就是这个意思。绳锯木断，水滴石穿，没有长年累月、坚持不懈的努力，哪里会有事业成功和医德修养的硕果。明朝徐霞客历尽千辛万苦，先后用了30多年的时间，步行考察了中国大地上的16个省，有了重要的发现和独到的研究，写成了《徐霞客游记》这本不朽的地理名著；《红楼梦》的作者曹雪芹用了10年的功夫创作了《红楼梦》这样一部不朽的文学巨著，其间他从一个宫廷贵族衰败到"举家食粥"的城市贫民，但他没有因此而停笔，而是更加坚决的向封建社会的黑暗和罪恶发起了声讨。由此可见，恒心的培养过程就是医德修养的过程，而医德修养的最终实现也恰恰贵在恒心。因此，医务人员进行医德修养需要注意的原则之一就是培养恒心。

5. 严格自律

医务人员要加强医德修养，提高医德品质，必须自觉地进行自律观的培养。医德修养的自律观，从根本上说，就是"慎独"。所谓慎独是指医务人员与患者单独接触，或无人监督的时候，仍坚持自己的医德信念，自觉主动地按照医德原则去做，而不做任何坏事。

"慎独"是中国伦理思想史特有的范畴，既是一种修养方法，也是一种崇高的医德境界。言行如一、表里如一、不自欺欺人、忠诚老实等做人的准则，已成为几千年来人们崇尚的一种道德规范。

慎独对医务人员来说，尤为重要。医务人员的职业特点之一是，他们为人民的健康所做的工作，有的是在对象失去知觉或不知情况下进行的。如医生对病人检查有无必要，检查是否全面、详细，用药是否正确、合理，抢救是否及时、尽力等，这些病人是不清楚的，一般说来，很难得到病人的监督。有些诊断措施也许病人一辈子都不会知道。医务人员职业的另一个特点是，他们为人民健康所做的工作，有的是在一些特殊条件和场所进行的，诊疗场所有时需要在暗室进行。医务人员职业行为的这些特点，就要求他的思想必须达到慎独的境界。

慎独对医务人员的行为有着特殊的作用。医务人员要想做到慎独，必须在"隐"和"微"上下功夫，"勿以恶小而为之，勿以善小而不为"。在医德修养上做到持之以恒，坚持不懈，积小善成大德，逐步树立高尚的医德品质，以达到高尚的医德境界。

思　考　题

1. 什么是医德的评价？
2. 医德评价的依据与方式是什么？
3. 医务人员提高医德境界的途径是什么？

第十一章 生命科学的发展与医德选择

生物技术的进步，使医学面临了许多前所未有的新难题，并对传统的伦理观念提出了新的挑战。这是产生生命伦理学的根本原因，于是在本世纪 70 年代兴起了生命伦理学这门新学科。

1969 年在美国纽约建立了一个社会、伦理学和生命科学研究所，现在统称为海斯汀中心。1971 年该中心出版了双月刊《海斯汀中心报道》，同年在美国华盛顿乔治城大学建立了肯尼迪伦理学研究所，1975 年《医学哲学杂志》创刊，1978 年肯尼迪伦理学研究所组织编写的四卷本《生命伦理学百科全书》出版。从此以后，北美、西欧、日本等地大学出现了越来越多的生命伦理学研究中心，各国和国际的有关生命伦理学的学术会议，专题学术讨论会、研究会连绵不断，出版了大量的学术论文和专著，并且引起了医学界和哲学界以外的学术界、司法和立法部门、新闻媒介和公众的关注。

生命伦理学由两个希腊词构成：生命和伦理学。生命主要指人类生命，但与之有关也涉及到动物和植物生命。伦理学是指对道德的哲学研究。有人定义生命伦理学为根据道德价值和原则对生命科学和卫生保健领域内的人类行为进行系统研究。生命科学是研究生命体和生命过程的科学部门，包括生物学、医学、人类学和社会学。卫生保健是指对人类疾病的治疗和预防以及对健康的维护。所以生命伦理学是一门边缘学科，多种学科在这里交叉。近年来，生命伦理学得到了长足的发展，研究的领域及深度不断扩展。

第一节　人工生殖技术的道德是非

人工生殖技术是在人工操纵下的一种生殖方法。人类的自然生殖过程，是由性交、输卵管受精、自然植入子宫、子宫内妊娠等步骤组成。而人工生殖技术是用人工的手段代替自然生殖过程某一步骤或全部步骤。人工生殖技术有三种基本形式：人工授精、体外受精（即试管婴儿）和无性生殖。

一、人　工　授　精

1. 人工授精的定义与历史

人工授精（简称 AI）是生殖技术中运用较为广泛的一种。它是指通过非性方式，用人工方法促使卵子和精子在体内结合，达到怀孕的目的。人工授精主要是解决丈夫不育的手段，先决条件是妻子的生育力正常。人工授精按精液不同，可分为两种。使用丈夫的精液称为"夫精人工授精"，也叫做"同源人工授精"（简称 AIH）；使用供精者的精液称为"供精人工授精"，也叫做"异源人工授精"（简称 AID）。

人工授精早在犹太教法典中就有记载。18 世纪就不断使用。但是人工授精在临床上得以广泛使用，是在 1954 年谢尔曼首先用冷冻人类精液授精获得妊娠以后。现在全世界人工授精出生的人已达 20 多万，这些婴儿与自然受精妊娠分娩的孩子一样健康。国外人类冷冻精液冷冻库保存精子的技术日益提高，现在很有把握将精子保存几十年，甚至更长时间仍保持授精能力。我国开展人工授精工作起步较晚，但发展很快。目前我国有近 20 个省、市、区开展了人工授精技术。其中好几个省市建立了精子库。1983 年 1 月 16 日，我国第一个冷冻精液人工授精婴儿在湖南常德市诞生。1984 年 3 月 21 日，我国第一个用精子洗涤法进行人工授精的男婴诞生。

2. 人工授精的伦理价值判断

　　评价社会行为的善恶标准是看从动机到效果对人是有利还是有害。用此标准衡量人工生殖技术，可以说是道德之举。人工授精的成功，可使患器质性疾病的丈夫或因心理原因造成不育的妻子实现生儿育女的愿望。这有助于和谐家庭关系的建立，增加家庭的社会适应能力，不仅给予不育者生理上的补偿，而且使其得到心理和社会的满足，消除了因丧失正常生育能力而带来的负疚感和夫妻感情上的危机，有利于家庭和睦、社会稳定。同时，开展人工授精技术，可以减少遗传病儿的出生，为计划生育提供生殖保险，解除绝育者的后顾之忧，有益于社会控制人口增长及优生优育。我国某医科大学自 1982 年用冷冻精液人工授精试验成功以来，求治者络绎不绝，收到要求人工授精的大量来信。这些信大部分是夫妻共同所写，其中丈夫求助的心情比妻子更迫切。但是不可否认我国生育的科学知识尚未普及，封建的生育伦理道德观念影响极深。这对人工授精的开展是个障碍。中国传统生育观强调的是"血缘亲子，传宗接代"、"贞操与天命"。因而抱养一个毫无血缘关系的孩子无可指责，而生一个起码还有一半遗传物质的孩子却认为是大逆不道，而造成夫妻离异的悲剧。人工授精用人工的手段干预了自然生殖，打破了千百年来人们一直认为生育是性的一部分，"只有男女性结合才能生儿育女"这一天经地义的规定。由于异源人工授精，使第三者的遗传物质进入家庭，打破了传统的双血亲家庭结构，使传统伦理观念受到冲击。"谁是血统上的父亲"？血缘关系的矛盾不可避免地为家庭生活带来影响，甚至对儿童的心理构成消极因素。在这种情况下，施行异源人工授精必须严格控制条件，各种手续要完善，否则会给家庭带来消极影响，以致于婚姻破裂。我们不能迁就屈从于旧观念，要大力宣传和普及生殖技术方面的知识，从传统观念的桎梏中解脱出来。确立新的伦理道德观念，使群众了解异源人工授精与性毫无关系，如同输血一样，只是通过医学人工手段将他人的细胞输入给受者，不存在道德问题，不可指责。相信人们在接受了人工授精这门技术的同时，通过道德观念的调整，也早晚会承认其伦理道德上的合理性。

二、体外受精及胚胎移植

1. 体外受精及胚胎移植的发展

"试管婴儿"在专业书刊中称为"体外受精和胚胎移植"（简称 IVF 技术）。所谓"试管婴儿"是借助手术方法获取成熟卵子，并在体外完成受精过程，培养成早期胚胎后植入子宫。从而代替了自然生殖过程中的性交、输卵管受精、自然植入子宫等步骤。植入子宫后的过程等同于自然的孕育、分娩。冠以试管婴儿之名仅因在体外完成受精和胚胎初期的暂短过程（一般是 2～3 天）。

体外受精技术主要是为了解决妻子不育的问题。据统计已婚夫妇有 10％至少在婚后一年不能怀孕。妇女不孕的主要原因是输卵管受阻塞或异常。体外受精也可用于解决男子精子缺少的问题。自然生殖需要精子 2～3 亿个，而在实验室只需要 5 万个。取出的卵和体外受精的胚胎可以冷冻起来供以后使用，也可提供给没卵或卵巢功能障碍的妇女。在国外，体外受精与"代理母亲"结合起来，如果妻子由于子宫有病或已无子宫不能妊娠或不愿妊娠时，便可将体外受精的胚胎植入母亲的子宫内，代替未来婴儿的养育母亲妊娠。"试管婴儿"加"代理母亲"，即取代了自然生殖过程的全部步骤。

世界上第一例试管婴儿路易斯·布朗，1978 年 7 月 26 日诞生于英国曼彻斯特的奥德姆总医院。之后，澳大利亚、德国等十几个国家相继开展了这项工作。到目前为止，全世界已有数以万计的试管婴儿相继诞生。我国大陆于 1988 年 3 月 10 日在北京医科大学附属医院诞生第一例试管婴儿，第二、第三例试管儿相继于同年 5 月 6 月在湖南诞生，截止 1997 年底，试管婴儿已达 500。

2. 体外受精的伦理学争议

体外受精技术的兴起，不仅有赖于科学技术的进步，并且以传统道德伦理观念的突破为前提，正因如此，它所遇到的伦理学争议是前所未有的。

首先，是父母身份的伦理纠纷。体外授精加代理母亲，最多可使婴儿有5个父母：提供遗传物质的"生物母亲"；提供子宫妊娠的"孕育母亲"和养育孩子的"社会母亲"；父亲则有提供遗传物质的"生物父亲"和养育孩子的"社会父亲"。哪种父母对这个孩子具有道德和法律上的义务和权利就成为一个问题。"生物学父亲"具有一种血缘的权利。然而道德和法律只承认"社会父母"的权利。这就与血缘亲情产生了一定的矛盾，形成了多维的社会问题。维持生物父母具有一定权利之说的是基于社会生物学观点。我们认为，社会父母与这个试管婴儿是法定的父子母子关系，双方具有相应的权利与义务。由于现有道德伦理规范及法律条文过去未遇此问题，一遇此类纠葛，难免矛盾重重。

其次，是代理母亲的伦理难题。代理母亲是指代人妊娠的妇女，她们或用自己的卵人工授精后妊娠，分娩后交给他人抚养；或用他人的受精卵植入自己子宫，分娩后交给别人抚养。国外现在用代理母亲出生的孩子约有百余人。在美国有代理母亲中心，还出版有代理母亲通讯，组织代理母亲协会。对代孕问题社会有几种截然相反的道德评价：一种认为是自我牺牲，帮助他人，属道德行为；另一种意见认为出租子宫取得报酬，把自己的子宫变成制造婴儿、换取货币的机器，属不道德行为。还有一问题是亲子感情问题。这种做法可能会影响胎儿健康成长及正常的社会心理，因为代理母亲容易忽视自己的职责，不注意孕期的行为。也有的代理母亲对所怀的孩子产生了感情，宁可赔偿经济损失，也拒绝放弃孩子，从而引起不必要的社会纠纷。这样做还易导致变相的婴儿出卖，对于一个接受了体外受精或人工授精而怀孕的代理母亲，她将分娩的婴儿以一定的代价转让给一对与这个婴儿毫无血缘关系的夫妇,这实质上是通过婴儿制造术出卖婴儿的行为。再一个问题是假如这个婴儿出生后被发现有严重疾病,责任在谁?应由谁来负责?谁来抚养?如果委托人拒绝抚养这个有严重疾病的婴儿,代理母亲又该怎么办?更为复杂的是替自己的亲属充当"代理母亲",由此引起的亲子女关系难以理清。1974年7月,英国探索人类受精和胚胎学委员会建议禁止代理母亲。法国"代生母协会"也被禁止。我国虽尚未遇到此类难题,但借腹怀胎早已成为事实。随着试管婴儿的研究和进展,恐怕所遇难题无法避免,不能不引起重视。

第三,是关于"胚胎问题"。胚胎是不是人?寿命只1天的胚与18周的胚胎在本质上是否有区别?将体外受精中多余的胚胎毁坏或丢弃是否构成杀人?胚胎研究在法律上是应该禁止、限制还是支持等等,众说纷纭。

人有两种意义:一是生物分类学上,人是生物的人,人是脊椎动物门哺乳动物纲灵长目人科人属的动物;一是指社会的人,人是具有自我意识的实体,才能成为道德和法律主体的人。胚胎虽然不是"社会的人",但它是未来"生物的人",具有发展为"社会的人"的潜力。因此,我们毕竟不能像摆弄一管试剂或一块组织那样去处理操纵。胚胎是不是人,对它进行体外操作和处理,早已成为伦理学难题。争论一时难以分晓。在实践上,有的国家制定了法律或条例,对胚胎研究中的处置作出规定。如1979年美国伊里诺斯通过了美国第一个试图限制胚胎研究的法律。据1984年报道,美国有22个州的法律禁止胚胎研究。现在国内外不论赞同或反对者都主张对胚胎进行立法,特别要限制商业性获取胚胎。从目前各国法律看,对商业性获取人类胚胎都是禁止的。我国也不应开禁。但为防止遗传病而进行的人工流产或自然流产的,将胎儿供医学科学研究,并用于为他人治病,在法律上应准许。

第四,试管婴儿涉及有限卫生资源合理分配的问题。体外授精在世界上最有经验的中心,其成功率也只有20~30%,如果一次移植两个,成功率为28%,三个则为38%。而且费用之高令人关注，高昂的费用使一般人难以享受这种技术。这就意味着它将成为富人的医疗。从而提出了在宏观与微观上如何合理分配卫生资源的问题。我们认为，可用一部分经费从事试管婴儿技术的研究与应用，但比重不宜过大。有限的卫生经费首先应用于基层卫生保健工作的加强与改善，以及对严重危害人们生命健康的主要疾病的防治。就是在不育的问题上，也应把主要精力放在生殖系统的常见病、多发病的防治宣传教育及研究不育症治疗的新技术上。最后才是试管婴儿技术的研究与应用。

三、人工生殖技术的应用与医德立场

1. 实施人工生殖技术的出发点

人工生殖技术是现代科学技术研究的重大突破，它与其他科学一样，具有两重性，既可造福于人类，也可能因滥用殃及人类。为了使人工生殖技术不断发展，造福于人类，特别要强调实施这门技术的出发点。

首先，实施人工生殖技术是解决不育和不宜生育问题的有力措施。生儿育女是公民的合法权益。它不仅繁衍了后代，绵续了种族，也可满足夫妇精神上的需要。然而，不孕症是事实。它是一个古老的疾病，可以说自从有了人类便存在不孕问题。医学在同不孕作斗争的过程中，发展了两大类治疗方法，即传统的临床治疗和为创造生命的生殖技术。人工生殖技术并不是治疗不孕的首选方法。那些用传统的治疗方法久治无效的夫妇才能选用生殖技术。不育夫妇或不宜生育夫妇（如患严重遗传疾病）希望通过人工生殖技术得到一个孩子，这种愿望是合情合理的。人工生殖技术用人工弥补自然不足，帮助不孕夫妇拥有一个健康的孩子，促进家庭美满幸福，因而受到不育夫妇的普遍欢迎和拥护。

其次，实施人工生殖技术为计划生育提供生殖保险。由于采取现代冷冻技术，精子、卵子和体外受精的胚胎可以长期储存，以供随时取用。在国外，冷冻胚胎移植已用于临床，世界上第一个冷冻胚胎婴儿在澳大利亚诞生。我国湖南长沙建立了冷冻库,目前储存有胚胎。输精管结扎和输卵管结扎是我国目前主要的绝育措施,为保证夫妇绝育后一旦他们的独生子女不幸夭折时仍能恢复生育,可在实施绝育前将男方一定量的精子或将夫妻精卵体外受精后,置于冷冻库保存。万一遇有不测时便可取用,以解除绝育夫妇的后顾之忧。

第三,生殖技术是实现人类优生的重要手段。随着医学科学的发展,一些严重威胁人类生命的疾病已得到控制,而遗传性疾病所占比重日益突出。选优汰劣,实现优生,提高人口素质,是实施人工生殖技术的又一重要出发点。目前,人类发现的遗传病有3000多种,这些疾病具有先天性、遗传性、终生性、发病率高、难于防治等特点。我国人口基数大,患遗传病人数在世界上居首位。因此,控制生命质量,减少以至消除不利因素,实现优生,是当代生命科学面临的重大任务。当今的人工生殖技术是实现这一任务的重要手段。生殖工程和遗传工程的结合是实现人类优生愿望的新途径。人工授精、体外受精一旦与胞核移植、DNA 重组等遗传工程结合起来,将会改造劣质基因,逐步改善和提高新一代的天赋素质,实现控制人类的优生。

2. 实施人工生殖技术的医德责任

医务人员在实施人工授精和体外受精技术工作中的医德责任主要是:

(1) 有利于稳定家庭。尊重不育夫妇生育的权利,满足他们生儿育女的愿望。但是无论采用配偶间或非配偶间的人工授精或体外受精,都必须由夫妻双方共同提出申请,并在接受书上签字。如有一方不同意或很勉强,则不可施行人工授精或体外受精。

(2) 坚持为计划生育和优生服务,必须坚决贯彻执行国家计划生育的方针政策,不为那些重男轻女、抵制计划生育的人提供服务。接受人工生殖技术的夫妇,必须持计划生育部门出示的无子女证明和准生证,防止计划外生育。

在选用供精者精液时，要符合优生的原则，保证精子的质量。对供精者的身高、体重、体形、外貌、智力、文化水平都要按标准严格选择，同时必须进行遗传咨询、核型检查、血型测定、精液常规检查及细菌培养等一系列检查。不具备做这一系列检查的医疗单位，不得设立精子库实施人工授精。同时，对同一供精者供精生育5个受精孩后，必须停止提供和使用该供者的精液，并且供精对象不能在一个小群体内，以免造成近亲婚配的恶果。另外，不得从大陆以外的国家和地区输入精液，也不给未婚妇女实施人工授精。

(3) 坚持保密原则。保密是医学伦理学的道德范畴，是医务人员必须具备的医德品质。实施人工生殖技术更应强调保密。要为供精者、受精者夫妇及其后代保密，永不泄露他们的姓名与住址，也不向他们的亲属泄露。为防止泄露，应建立建全人工授精管理的"三盲"制度，使手术者、供精者和受精者夫妇三者互盲。

总之，人工生殖技术的实施，应充分考虑我国的具体国情，加强管理。要把人工授精中出现的越轨行为逐步纳入民法和刑法控制的轨道，以加强人工生殖技术的社会控制。

3. 性别选择和无性繁殖的医德责任

性别选择或性别控制，是选择后代性别的技术或手段。性别选择技术的研究和发展应用主要是为了解决人类控制伴性和受性别影响的遗传疾病。性别选择技术的普遍使用可能产生严重的不良后果。其中最大的问题是造成社会中两性比例失去平衡。作为一名医务人员，应以高度的社会责任感，严格控制性别选择技术的应用范围。这既是社会的要求，也是医学道德的要求。目前，我国性别选择技术只能应用于防止伴性遗传病和受性别影响的遗传病。

无性繁殖即细胞核移植，就是用细胞融合技术，把一个细胞核移到另一个去核的细胞中，其遗传补偿与细胞核供者相一致，新的个体的发生不是卵和精子的结合，而是一个已经存在的基因型的拷贝。换句话说，就是用优秀基因的个体细胞，复制出许多优秀的个体。

1997年2月，英国《自然》杂志刊载了一篇科研文章，用无性繁殖技术产生了一只克隆羊，取名为"多莉"。这不仅引起了医学界和科学界的关注，同时引起了理论界和社会各界的震惊，我国卫生部也组织了有关专家座谈会。克隆羊的产生，意味着克隆人的产生已不存在技术问题，也就是说无性生殖已成为现实。人毕竟是社会的人，从社会伦理上能不能接受"克隆人"，克隆人将给人类带来什么，将会面临哪些问题，是值得深思探讨的。目前，人们对"克隆人"缺少社会伦理和法律上的依据，显示了文化的滞后性。

对于将无性繁殖用于人类在道德上引起的争论，多数人持否定意见，认为这是不道德的。就拿人工生殖技术和克隆人比较，不同的是，前者仍未跨出两性的生殖细胞的结合范畴，也就是说人工生殖技术没离开两性生殖细胞结合的基础，而"克隆人"却走的太远了，违背了人类遗传规律，会使人类失去遗传的多样性，若被滥用则易引起灾难性的后果，同时也会带来亲属伦理关系的混乱，传统的家庭制度将受到挑战等一系列社会问题。当然，支持者也不乏其人，他们认为无性繁殖更人道、合理，可使一对不育夫妇在不愿采取供精人工授精或收养义子的情况下，可用丈夫或妻子的体细胞核移植得到后代。并且，无性繁殖可使人类永远保持我们物种中的最佳基因。也可用此方法来阻止缺陷基因的传播。

但世界各国正限制做克隆人的研究。如美国发言人透露，克林顿要求美国"生物伦理咨询委员会"向他作出有关"克隆羊"报告的同时，正在考虑用立法禁止对人类胚胎作类似试验；德国科研部长认为："将来不应有，也不会有克隆人诞生"；法国农业部长表示，"面对遗传工程学的长足进步，人类拥有的唯一武器就是筑起政治和伦理屏障"；美国《华尔街日报》指出，科学已能"复制"出与一个人完全一样的另一个人，这无疑会对人类社会产生难以预料的影响；欧洲许多报刊呼吁各国立即着手立法，以禁止

"克隆"繁殖用于人类；我国卫生部长陈敏章明确表示，对"克隆人"研究的态度我们是明确的：不赞成、不支持、不允许、不接受。而美国《华盛顿邮报》却不以为然，它认为，"无论用什么方法企图阻止科学进步，都是一个可怕的错误"。不少学者认为，科学和伦理之间的争论目前才刚刚开始，这场争论会贯穿整个21世纪。

总之，在现代科学技术的迅猛冲击面前，在新旧观念的更迭中，存在着一系列道德伦理的争议。对于那些明显的利于社会发展和改善人类生命质量的新事物，我们应视为人类文明的进步而表示支持与欢迎，并为其存在创造必要的舆论及道德气氛；而对那些潜在着危机的事物，应保持必要的警惕，抱审慎态度，给予必要的法律限制和道德干预。

第二节 死亡与安乐死的伦理之争

一、人类对死亡的认识

死亡是个谜，但人类又无法回避它。即使在科学技术相当发达的今天，人们也无法使生命永存。科学技术的迅猛发展，人们思想观念的更新，使"死"注入了崭新的时代因素，从"优生"到"优死"成了充满激烈争论的全球性的时代话题。正视死亡，对死亡的认真讨论研究，正表明了人类理性的一种觉醒，也是人类文明进步的表现。

1. 死亡概念

死亡是人的本质特征的消失，是机体生命活动和新陈代谢的终止。死亡的实质是人的自我意识的消失，它是生命过程的一部分。医学上把死亡分为三个阶段：一是濒死期，这是死亡过程的开始阶段，亦称临终状态；二是临床死亡期，是濒死进一步发展的阶段，宏观上是人的整体生命活动已停止，微观上组织代谢过程仍在进行；三是生物学死亡期，是死亡过程的最后阶段，是中枢神经系统和重要生命器官的消亡过程不可逆发展的结果。关于死亡的概念，不同的时期有不同的理解。

在传统的死亡概念中，长期以来都是把心肺功能看作生命最本质的东西：生命结束死亡来临的时刻就是心脏停止跳动，呼吸停止。古代和现代医学都是如此识识，死亡成为心跳、呼吸停止的代名词。这种看法在人类历史上沿袭了数千年，直到20世纪50年代初还是如此。1951年美国布莱克《Black氏法律字典》第四版仍以传统的"心死"概念给死亡下定义："生命之终结，人之不存；即在医生确定循环全部停止以及由此导致的呼吸、脉搏等动物生命活动终止之时。"我国出版的《辞海》也把心跳、呼吸停止作为死亡的重要标准。但是，心脏呼吸的死亡概念、定义和标准在实践中屡次遇到反常，"死而复生"的事例时有发生。在非洲卡拉哈里的干燥沙漠中，布须曼人把心脏不再跳动的死人埋在浅墓中，但多次发现这种"死人"从墓中爬出来。1962年苏联著名物理学家兰道遭车祸，4天后心脏停止跳动，血压降至为零，但经医生抢救后心脏又开始跳动，第二周他的心脏又停止了3次，每次都"复活"了，直到1968年他才因过量使用药物使肠子受损而死亡。本世纪40～50年代以来，人工心肺机、人工肾在临床上不断改进和应用，人工复苏措施的普及，挽救了许多传统认为心肺功能停止而死亡的病人。70年代心脏移植已有多例成功。这些医学技术成就使传统的以心脏功能停止为标准的死亡概念，受到了冲击。

近年来，随着生物医学科学的发展，人们的医学概念发生了巨大的变化。脑死亡概念的提出，就是这一变化的体现。脑死亡与传统的心肺死亡观念的本质区别在于：脑死亡所反映的是作为社会学意义的人的死亡，即便是从生物学观点上看，脑死亡也更加接近个体死亡的客观实际，因此把脑死亡作为整体绝亡的开始标志。它有两个特征：①脑死亡的确定注定了机体各种器官在不久的将来会很快出现死亡，这种变化是不可逆的；②脑死亡后，即便心跳仍在继续，由于这个人的意志、信念、知觉、素质、知识等完全消失，那么这个人也就不复存在了。

从传统的心跳呼吸停止的心肺死亡概念，过度到中枢神经系统功能丧失的脑死亡概念，死亡的定义和确定死亡的标准都发生了很大的转变。标志着人类对死亡病理生理过程认识的一次飞跃。

2. 死亡的标准和意义

1968 年美国哈佛大学医学院特设委员会首次提出报告，把死亡定义为不可逆的昏迷或脑死，并且提出了 4 条脑死亡的标准：(1) 没有感觉性和反应性；(2) 没有运动和呼吸；(3) 没有反射；(4) 脑电图平直。要求对以上 4 条标准的测试在 24 小时内反复多次结果没变化。但有两个例外：体温过低（<32.2℃）或刚服用巴比妥类药物等中枢神经系统抑制剂的病例。同年世界卫生组织建立的国际医学科学组织委员会规定的 4 条死亡标准，与哈佛大学医学院特设委员会的标准基本一致。这个标准为英美医学界所接受。但法国则不接受这个标准。1972 年又出现了北欧标准。1973年日本又有人提出血压标准。目前世界各国提出死亡标准有数十种，标新立异各有所说。这些标准的提出，反映了医学界已有越来越多的人接受脑死亡的定义。但是，对大多数人来说，传统的死亡标准还在人们的观念和习惯中占有一定的地位。对脑死亡标准否认甚至反对意见的仍不乏其人。考虑到这种复杂情况，1983年美国医学律师协会、美国统一州法律督察全国会议及美国医学和生物学及行为研究伦理学问题总统委员会建议美国各州采纳以下条款："一个人或（1）循环和呼吸功能不可逆停止，或（2）整个脑，包括脑干一切功能不可逆停止，就是死人。死亡的确定必须符合公认的医学标准。"这个意见实际上是让两个死亡定义和标准并存，这在目前的情况下确实是一种妥当的解决办法。

现代医学发展，尤其是维持生命的技术和器官移植的开展，使得传统的心跳呼吸停止的死亡定义、标准显得狭隘，甚至有碍于医学和卫生事业的进一步发展。近年来，国外医学界及伦理界对死亡标准问题讨论甚为激烈。这是因为确定新的死亡标准，对当前医疗卫生事业发展具有重要意义。

首先，有利于临床棘手问题的决断。现代医学中人工维持心脑功能的技术很有成效。往日由于自动呼吸和心搏停止而死亡的人却可以在价格高昂的机械复苏、器官移植等作用下维持"生命"。在许多情况下，这种先进医疗技术可以停止临床死亡的发展，使个体维持一种毫无希望、毫无意义的"生命"，而临床又不能不维持下去。所以确立一种新的死亡标准，临床上这些棘手问题的处理就有了依据，医务人员也可以从两难的夹缝中自由步出。何况心搏呼吸也并不是判断死亡的绝对可靠的标准。

第二，有利于器官移植技术的发展。在器官移植中，器官来源一直是一个最大的难题。而按传统的心肺死亡标准，用死后所摘取的器官进行移植难以成活。脑死亡的病人，心搏、呼吸、血压均可存在，全身器官的功能还可维持一定的时期，这时取得的器官是活的器官，具有极高的移植价值。因为还没有确定一个统一的符合现代化医学的新的死亡标准，过早摘除器官就成了杀人。脑死亡的确定，必将解决移植器官来源的难题，无疑对器官移植技术的发展是极大的促进。

第三，有利于安乐死的决策。脑死亡标准将人的意识主体与生物主体分开，当一个丧失主体意识后，其生物主体就失去了人的价值和生命的价值。这时再以新的技术维持生物主体的生命，从表面上看，仍有心肺功能的拖延，可最终还是无助于脑死者复活。不仅失去社会的意义，而且短期内就可消耗大量的费用和资源，给家庭和社会带来沉重的负担，实际上也是一种医疗上的人力和卫生资源的严重浪费，因此，安乐死在这种情况下就应成为必然。

确定新的死亡标准的意义，也不仅限于以上的几方面，它还涉及到医学发展以外的社会、法律以及人们观念的更新等问题。就整个医疗卫生事业的发展来说，新死亡标准的确定具有重要的伦理意义。

二、安　乐　死

安乐死是当今世界的热门话题，它涉及到医学、哲学、经济、法律、宗教、伦理、社会等诸多领域。随着科技的发展和人们观念的更新，人们以往对死亡的恐惧心理遇到了人类理智的挑战。人类对死亡公开认真的讨论和研究，表明人类理性的觉醒，反映了人类渴望能够笑着向自己的生命告别，能够主动操纵从生到死的整个过程。

1. 安乐死的概念

"安乐死"一词源于希腊文，原意是指"快乐的死亡"或"无痛苦的幸福的死亡"。现指有意引致一个人死亡作为提供他的医疗的一部分，有时也译为"无痛苦致死术"。

对于安乐死的概念，学术界一般有广义的和狭义的两种理解。广义的安乐死，指的是因为"健康"的原因给予致死，任其死亡或自杀，甚至把远古对老、弱、病、残的"处置"也列入安乐死的范围。狭义安乐死，我国学者给其下过具体定义："患不治之症的病人在危重濒死状态时，由于精神和躯体的极端痛苦，在病人或其亲友的要求下，经过医生的认可，用人工的方法使病人在无痛苦状态下度过死亡阶段而终止生命全过程"。这个安乐死的概念，认为它是死亡过程中的一种良好状态及达到这种状态的方法，而不是死亡原因。所以有人认为，安乐死的本质，不是决定生与死，而是决定死亡时是痛苦还是安乐。

安乐死从死亡形式看，一般分为主动与被动两种。

主动安乐死，是指病人或家属鉴于病愈无望而又痛苦不堪，采用药物或其他方法主动结束痛苦的生命，让其安然、没有痛苦地死去，亦称积极安乐死。

被动安乐死，就是对那些确实无法挽救其生命的病人，给予适当的维持治疗，减轻其痛苦，任其自然死去，但绝不使用积极措施延长其痛苦的死亡过程，也不采取药物或其他方法加速其死亡。这亦称消极安乐死。

2. 安乐死的历史演变

安乐死不是新问题，由来已久。远在史前时代，处于四处漂泊的游牧部落，在迁移时常常把病人、老人留下，用一些原始的方法加速他们的死亡。到了人类文明鼎盛一时的古希腊和古罗马时代，抛弃老人的作法虽被禁止，但人们可以随意处置有缺陷的儿童，病人也能自主地结束自己的生命，有时还可求得别人的帮助。这种加速死亡或强迫死亡的作法，在古代社会已被广泛采用。虽然这种作法带有很大的野蛮性和愚昧性，难以冠以安乐死的名称。可我们应承认古人毕竟已开始从优生和实用主义的立场出发对待自身的死亡，从这个意义上说，这或许可称为安乐死的雏形吧。

17世纪的弗兰西斯·培根在他的著作中越来越把"无痛苦致死术"提出来，主张医生采取措施任病人死亡，甚至加速病人死亡，以摆脱临终的痛苦。科尔纳罗在历史上第一个主张被动安乐死。1516年莫尔在《乌托邦》一书中提出有组织的安乐死。患有痛苦而绝望疾病的病人可以根据教士和法官的建议通过自杀或由当局采取行动而加速死亡。此外还提出"节约安乐死"的概念，即社会可以用某种手段了结那些"不适当的"耗费有限资源的生命。这与当时的重商主义思想有关。与此相反，洛克主张生命的权利任何人都不可剥夺。而休谟认为，如果人类可以设法延长生命，那么同理，人类也可缩短生命。

20世纪30年代，欧美各国都有人积极提倡安乐死。但由于纳粹的兴起，这种提倡都被看作是一种纳粹主义而得不到人们的支持，旋即销声匿迹。希特勒在1938～1942年用安乐死的名义杀死了数百万名无辜的本种族和异种族平民。这种惨无人道的做法，遭到全世界正义力量的谴责。

现代生物医学技术的进步，使人们对死亡概念的认识进一步深化。从本世纪 60～70 年代起，安乐死重新又成为人们的热门话题。在当代西方，除医学界外，法学家、哲学家、神学家以及新闻界人士，对此进行了广泛的讨论。近十余年我国国内的一些文章也有这方面的介绍和探讨。1968 年 4 月在上海就安乐死问题专门召开了一次有医学界、法学界及伦理学界专家学者参加的研讨会，探讨安乐死在我国实行的可能性及可行性。

3. 安乐死的道德争论

围绕病人要求安乐死是否符合道德，医生施行安乐死是否人道等问题，展开了长期的激烈争论。因为它与现行的道德标准、社会习俗冲突太大。安乐死虽然牵扯的是医学问题，但做为一种观念，它却属于意识形态的范围。而意识形态当然要受到社会经济、文化的影响，再加上无章可循，无法可依，另外安乐死条文本身也确有许多模棱两可之处，使许多问题的界限难以划清。所以，直到现在，学术界对此仍是褒贬不一，各以"功利主义"和"人道主义"等作为理论依据，支持与反对意见都存在。

支持安乐死的意见，有人从人权主义的观点出发，有的从生命质量论和价值论的观点出发。他们认为：①安乐死符合病人自身利益。因为安乐死的对象仅限于患不治之症濒临死亡的病人，治疗措施甚至是维持生命的一般支持疗法都使病人在肉体与精神上极端痛苦，对于这些病人来说，延长他们的生命实际上是延长死亡，延长痛苦。因此，实行安乐死既是他们的迫切要求，也符合他们的切身利益。②安乐死有利于社会资源的合理分配。可将有限资源合理使用于急需之处，有利于社会的稳定发展。③安乐死有利于死者家属。家属承担了极大的感情折磨和经济压力，处于十分为难的境地，安乐死可把他们从这种压力和为难处境下解脱出来。④安乐死反映了人类选择死亡的权利，对于死亡不可避免而又遭受极大痛苦的病人来说，满足他们人生最后一个要求是人道的，他们应该有这个权利。⑤安乐死着眼于社会效益，符合公益论的原则，是对整个社会负责的表现。从社会的角度看，有些病人虽经积极抢救幸免一死，但留下后遗症却是无法克服的。医学伦理学界著名的学者邱仁宗研究员曾指出："当你通过现代技术重新给病人生命的时候，要问这生命质量如何，能不能过一种有意义的生活，比如脊柱裂新生儿，究竟为他手术，让他在麻痹、大小便失禁和智力低下的状态下度过一生，还是立即终止他的生命，到底哪种决断更人道、更理智，如果我们冲破落后习俗的束缚，放眼整个社会，就会理所应当然地选择安乐死的决断"。

反对安乐死也大有人在，他们认为：①安乐死是不人道的。救死扶伤，实行人道主义，是医务人员神圣的职责。人有生的权利，在任何情况下都不能促其死亡。医务人员对病人施以致死术，有悖于医务人员的天职，实际上是变相杀人，医务人员无此决断权；②安乐死有碍于医学科学的发展。只要有生命现象，就有被救活的可能。医学的成功总是建立在失败基础上的，对不治之症晚期放弃最后的抢救、搏击，实施安乐死，将阻碍医学科学的进步。只有在实践中不断地摸索、探讨，在向"绝症"进军中攻克难关，不治之症才会变成可治之症，医学科学才会发展；③安乐死可导致错过救治的机会。某些看来必死的人最后不一定都死去。安乐死可能导致错过三个机会：病人可能自行改善的机会；继续治疗可能恢复的机会；在实践中发现和探索出新技术、新方法使该病可望治疗的机会；④自愿难以确定。一个病人在疼痛发作或因服用药物而精神恍惚或抑郁时所表示的心愿是否算数？一旦痛苦相对缓解，就不一定真想死去。如患者智力低下或意识丧失，不能表示或来不及表示，如何作到自愿？

围绕安乐死的争论旷日持久，除上述种种意见外，有关安乐死的条文本身也有一定的模糊度，难以划清适用界限。另外患者及家属的态度又不是一成不变的，当时同意，事后后悔，告状的例子一再出现。且又尚未立法，无章可循。对于安乐死有待探索的领域还相当多，要克服的困难也相当棘手和严峻。

三、安乐死的前景

在安乐死的争论中，交织着理性与情感、个体和社会、历史传统与现代精神、理论研究与临床实践等多方面的复杂矛盾和冲突。从总的发展趋势来看，持肯定的观点、赞同安乐死的人数在渐渐地增加。

1. 安乐死的社会反映

医学科学技术的发展，引起人们思想观念的转变。一是越来越多的人理智的认识到死是不可抗拒的规律，人们不应回避这个问题。对人们进行优生教育的同时，也应该进行优死（安乐死）的教育。二是人们逐渐认识到个人生命价值与社会经济发展的关系。在一个医疗卫生资源有限的国家里，不可能对所有的病人施行更为有效的医疗措施时，应以其生命价值的大小来决定。上述认识，可从对安乐死的民意调查中得到证实。虽然社会上对安乐死的反映各有观点，但是国外对公众、医学界、法学界、宗教界等开展的调查结果表明，对安乐死承认和赞成的人已越来越多。荷兰、澳大利亚关于安乐死已经立法。

在我国也进行过全国性的安乐死研讨会，不少城市就安乐死进行探测性调查。调查表明，在知识层次较高的民众中，赞成安乐死的要明显地高于知识层次较低的。但总体来说，安乐死的研究和讨论在我国还起步不久，许多课题还有待结合实际进行研讨思考。

2. 安乐死的实施与前景

既然死亡不可避免，因此还是要运用理智的方法对它加以审视，目前以大胆探讨研究，积极宣传，审慎行动为宜。尽管安乐死在目前还难以下定论，但探讨它的对象、方法、立法等，是很有必要的。

选择安乐死的对象是实行安乐死的关键问题。安乐死的对象应为：病人所患的是目前无法救治的不治之症，且濒临死亡，只是在人为条件下维持心跳、呼吸者；晚期癌症病人，受疾病折磨而痛苦不堪，本人强烈要求速死者；急性脑血管意外及各种严重疾患，诊断已有"脑死亡"者；急性头部外伤，大脑功能丧失，已确诊恢复无望者；极严重缺陷的新生儿。

实行安乐死的方法，一是要手续完备，严格按一定程序实施。必须由本人提出请求，还须得到配偶或直系亲属的同意；如果病人神志不清或成为植物人时，最好有生前预嘱或曾向两个以上的家属、医务人员及单位领导提出过要求；如上述种种均无，则可由配偶或直系亲属多人共同提出请求。必须有医生诊断和认可，由医院设立的安乐死鉴定委员会或医学伦理学委员会审查批准。由实施人员同家属商议决定实施方式及时间等问题方案书，由各方签字，实施后存档备案。二是方法适当。积极安乐死，一次性用药或其他方法终止无望而痛苦的生命；消极安乐死，放弃任何抢救治疗措施，适当选用一些止痛药或镇静药物，并加强护理。无论是哪种安乐死，都要减轻其痛苦，尤其要做好心理护理，消除恐惧与压抑，让其平静离去。

安乐死的立法。除了执法人员之外，一个人终止另一个人的生命是犯法。那么，安乐死合不合法？实行安乐死的条件是什么？又由谁来决断？由谁来执行？现行法律对此尚未涉及。事实上，医务人员都遇到过应该安乐死的病人。因为无法可依，或因实行安乐死而良心受责，甚至卷入法律纠纷被送法庭，因而不愿涉足这块是非之地。所以，对安乐死的问题很有必要提请有关部门和立法机构讨论研究，以制定出符合我国国情的和适合科学技术发展的社会法律，以保证安乐死的合法实行。

对安乐死必须坚持辩证唯物主义的观点，准确理解和体现医德的基本原则，既敢于大胆肯定，又不能笼统否定。实施安乐死有一个过程，要持审慎的态度，有很多工作要做。首先，对安乐死进行宣传教育，更新观念。要结合我国国情，充分估计到传统观念与旧的习惯势力对人们的影响，破除旧观念，树立新观念。在人民群众中加强对安乐死的宣传教育，创造一个有益的气氛和社会环境是十分必要的。第二，提倡生前预嘱。"生前预嘱"是一个人在头脑清醒、理智健全时用书面表示的关于临终医护的愿望。许多国家都有这种非正式的表示愿望的运动。在我国也应提倡这种生前预嘱的作法。第三，在目前尚未立法的情况下，每一个条件较好、设备较全的综合性医院应成立"安乐死鉴定委员会"或"伦理委员会"，其成员由院领导、各科权威或医学专家、伦理学者、法律顾问组成。病人的安乐死决策必须经过委员会的审查鉴定、监督、并指令执行。立法机关要承认他们的这种权力。这个委员会还可开展咨询，以帮助患者、家属作出最佳的选择。

安乐死本身确实还有各种问题有待进一步探讨，无论在医疗诊断领域，还是经济学、社会学、法律学、心理学及伦理学等方面，都还需要人们加以深入地研究。从现实中要完整地推测出未来是不可能的，但可以说，人类无法避开安乐死这个问题，尽管安乐死目前还尚无定论，但迟早会得以解决。一旦认可发展，将意味着人类进入一个崭新的时期。

第三节 器官移植的道德难题

一、器官移植及其发展

器官移植是当代医学的重大进展，它使过去必死无疑的某些病例有可能得以救治。器官移植是摘除一个身体的器官并把它置于同一个体、或同种另一个体、或不同种个体的相同部位或不同部位。在临床上，已由肾移植，肝、心、肺移植发展到胰岛、胰腺、脾、甲状旁腺、肾上腺移植以及骨髓、胸腺、睾丸移植等，甚至换头术已在动物实验中获得成功，因此被认为是人脑移植的"前奏"。

移植器官和组织的想法古而有之。狮头羊身蛇尾是古希腊神话中的嵌合体，后来成为建筑物上的装饰。中国古代也有过医生给两个人做交换心脏手术的幻想故事，并且人们进行的皮肤的自体移植已经有几百年的历史了。但是直到20世纪，血管缝合技术的发明以及免疫抑制剂的发现，才使现代的临床移植成为可能。1954年，世界上第一例同卵双生子间的肾移植在波士顿获得成功，从此开辟了器官移植的新纪元。目前，全世界有10万以上肾病病人进行了肾移植，而肝移植、心脏移植各有千例以上。我国也开展了国际上所有临床和实验性器官移植类型，并且达到了世界先进水平。由于脑死亡概念未被接受，实际上除肾移植外，大器官的移植转入低谷。由于我国器官移植工作者的努力，代之而起的是结合我国国情的新的器官移植。各种带血管蒂的胚胎器官移植陆续开展，经短期培养的胚胎胰岛移植和胎脑组织移植、各种术式的脾移植，形成了具有我国特色的三大领域。其中不少是创新的，有的是国际领先的。实际上新的器官移植术式在我国不断出现。

二、器官移植的道德疑虑

随着器官移植的发展。人们对这一医疗手段的认识正在突破传统伦理观念的禁锢，但仍有三方面的伦理道德问题引起人们的关注与思考：

1. 器官移植是否符合伦理道德

一般认为是合乎伦理原则的。第一个探讨器官移植道德问题的是美国的肯宁汉。他在1944年所著的《器官移植的道德》一书中，依据"人类的统一和博爱"的观点，肯定器官移植在道德上是允许的。他指出："为什么一个人间接为了邻居，尚且可以牺牲生命，现在为了同样目的，直接牺牲的还不是生命，难道就不行了吗？"持肯定意见者认为器官移植符合"总体性"原则。一个有病的人，为了整修机体，可以牺牲一部分机体；一个健康人是属于社会人群这个放大的机体的一部分，他也可以为整修"人"而牺牲自己一部分机体。一个人献出自己的器官，尽管失去某器官，但在道德上却是一个更完美的人。从伦理学观点上看，这是一种利他的行为、善的行为。

但是，也有人对器官移植持怀疑甚至是否定态度，这主要来自两个方面的障碍：一是伦理观念的障碍。中国儒家的封建伦理观认为，人，生要全肤，死要厚葬，把解剖尸体看作是大逆不道，更反对从活人身上摘取器官。几千年来，这种旧伦理观对人们的影响很深。直至现在，我们要动员死者家属同意进行病理解剖尚要做很多工作，若要及时从死者身上摘取活器官就更困难了。二是出于价值的考虑。在我国，为了取得供者的活器官，有时要出动飞机运输。至于在资本主义国家，费用更加昂贵。特别是那些新的刚刚发展起来的移植手术。在目前的技术水平条件下，器官移植的成功率还不太高，这就提出了昂贵的器官移植费用是否值得的问题。

我们认为，器官移植虽不能普及，但也是救死扶伤的一种手段。生命的价值是不能单纯用金钱去衡量的。在医药资源和病人经济条件许可的情况下，应尽力抢救病人的生命，我们不能放弃这一现代医学技术。

2. 供体选择的伦理学难题

供体选择是器官移植的一个关键问题。移植器官供不应求，是目前面临的主要矛盾。以美国为例，等待肾移植的有 10000 人，其中有人等了 36 年；有人估计美国死于肾衰竭的 50000 人中只有 8000 人得到了移植肾。我国某医院有 18 人登记做异体肾移植，由于没有器官来源，均先后死去。

可供摘取器官的供体有活体供体和尸体供体两类。无论从尸体上还是从活体供体上摘取器官，都存在伦理学问题。除骨髓和成对的器官可来自活体外，其余可供移植的器官中绝大部分只能取自尸体，否则，等于用一个人的生命换取另一个人的生命，这既是不道德的，也是违法的。

活体供体移植也包括血液移植和骨髓移植。但血液和骨髓取出后可通过机体的代偿得到补充恢复，而脏器却不能再生。使用活的器官供体是肾移植的特有的伦理学问题。从活的供体中摘取一只健康的肾，显然会给供体造成很大的伤害甚至导致死亡。对供者唯一的好处是供体用自己的肾救治了一个有血缘关系的人而得到精神上的满足。否则，他会从家庭或医务人员那里感受到心理上的压力。然而，供肾者是要承担很大风险的。据报道，迄今已有20%的供肾者死于单肾切除，还有大量的移植中心报告活体供肾者切除一个肾后出现了严重的并发症。从移植医生的角度看，受者是他们的病人，他们有责任为治疗他们的病人使用一切办法，包括使用有血缘关系的活体肾。他们认为使用活体肾是正当的，由亲属供肾的移植成功率要大于尸体供肾。因此，对供体和受体的风险、效益有怎样的比例才能证明活体供肾在伦理学上是可以接受的？没有一个满意的回答。供体的安全能得到保证吗？安全供肾所能接受的标准是什么？能否使供者真正做到知情同意？移植技术改进和免疫抑制剂重大突破后仍利用活体供肾是否道德、能否接受？

尸体供体的伦理学问题主要是旧的习俗、传统伦理观念的影响和死亡的判断问题。我国从意外死亡或因病死亡的死者身上摘取器官，一般需取得家属同意，家属受旧习俗与传统观念影响难以接受。特别是此时死者亲属处于极度悲伤中，医生提出摘取器官的要求，这似乎太伤感情。而如果等家属悲伤情绪缓解后再作商量，摘取的器官又难以移植成功。这些矛盾与阻力，是器官来源亟待解决的问题。另外，科学地确定病人的死亡，也是一个很重要的问题。在死亡的判定上，要突破现行的死亡概念和标准，树立脑死亡的概念和标准。如果为了摘取新鲜器官而忽视对病人生命的抢救，甚至过早地将有希望救活的病人诊断为死亡，就等于是变相杀人；而如果病人已死亡却还认为他活着，迟迟不摘取器官这又会影响器官移植的成功率。人们常提出这样的问题：医生应怎样调节才能做好未来供体的临终处置？既符合未来供者及受者的利益，又合乎伦理道德；要求死者家属在极度悲痛时贡献死者的器官是否合乎伦理？摘取尸体器官以供移植可否先斩后奏？事后告诉家属是否合乎医德原则？

对于获得移植器官，国外一些学者提出三种选择途径：

第一，自愿捐献。自愿捐献是一项鼓励自愿和知情同意来获得器官的主要手段，可以通过"生前预嘱"等办法促使个人捐献器官合法化。自愿捐献是获取器官的主要手段和伦理问题最小的途径，但它不足以保证器官的供给，于是在发达国家出现了器官商业化。这在缓解器官短缺方面起到了一定的作用，但同时也出现了器官买卖市场，甚至出现以贩卖器官为目的的残害人命的地下暴力集团，这样，器官商品化必然会走向器官移植目的的反面。因此，鼓励自愿捐献，像某些国家和地区建立"志愿捐献器官协会"，用填证书、留遗嘱等形式，使器官捐赠自愿化、合法化，值得我们借鉴。

第二，推定同意。推定同意是政府授权给医生，允许他们在尸体上收集所需要的组织和器官，推定同意有两种形式：一是国家给予医生全权来摘取有用的组织和器官，不考虑死者和亲属的愿望；另一种是法律推定，不存在来自死者或家属成员的反对时，方可进行器官收集。对于我国，在加强宣传教育的基础上，采取推定同意也是一条可行之路。

第三，供体胎儿化。理想的供体从某种意义上说首选是胎儿，因为胎儿有着成人尸体及动物供体上难以比拟的生物学优势。低生命质量的新生儿，各种原因的引产和流产，使社会和医学面临大量胎儿处理问题。这在客观上提供了供体胎儿化的可能。近年来，我国器官移植的实践也证明了这不仅在技术上可行，而且在伦理上也未遇到大的障碍。但如果我们从伦理学角度进行深层次的思考，仍然可以发现一系列的伦理学难题。其中包括：胎儿是人吗？淘汰胎儿是否可以作为器官移植的供体？供体胎儿化的具体标准是什么？谁有权代表胎儿决定其作为供体？胎儿被淘汰的生物学指标和社会认可标准如何确定？将生命质量低的胎儿作为移植的供体是否也意味着现实中生命质量低的人也应贡献出自己的器官？供体胎儿化的双亲是否知情同意？是否考虑他们的心理反应与感情的承受能力？这些问题显然还有待于进一步研究探讨。

3. 受体选择的伦理学问题

由于移植器官供不应求，使医生也面临受体选择的伦理学难题，用何标准来选择接受器官移植受体呢？有人提出久治无效器官衰竭的病人，才能考虑器官移植。这是不是唯一标准？是否应同时考虑受体医学心理素质、社会经济因素？对于等待做移植术的受体群谁先谁后呢？现行的标准有：

第一，医学标准。取决于医学科学发展水平和医务人员技能的判断标准。目前主要是久治不愈的器官衰竭。按理说，所有器官衰竭的病人应该有同等机会接受器官移植。可在实践中却因供不应求等各种原因办不到。这里仍然面临着选择问题。当然，血缘亲疏、心理素质好坏、引起并发症可能性的大小以及全身抗体相对强弱等可供选择参考。但问题的实质是医生面临病情同样需要的病人应该如何选择。

第二，社会标准。即根据社会因素加以选择。年龄，在某些条件下，年龄大了可视为禁忌症，移植受体一般都在 30 岁以下。但以年龄大小为标准这合乎伦理原则吗？普遍认为在病情相同的情况下，年龄小者应优先于年长者，可具体界限是什么？如果遇到一个儿童和一个青年，应该优先谁呢？这必然带来选择上的难题。个人的应付能力。这包括病人配合治疗的能力、社会应付能力、经济支付能力。病人配合治疗的能力，在一定的条件下可作为选择的标准，给予合作的病人比不合作的病人优先考虑。社会应付能力强的人可得到更多的他人支持，但不可绝对化。这里包含着某种价值判断，而这种判断是否合理，是否公正？经济的支付能力在自费病人中往往起着决定性作用，因为移植器官的花费，一般病人是无力支付的，靠社会募捐也并非长久之事。公费病人也涉及到医疗资源分配是否合理的问题。这里，不仅仍然存在着具有同等支付能力的病人之间的选择问题，而且出现了有钱人用金钱购买健康，无钱者坐以待毙的道德难题。社会价值。有的人对社会的贡献比别人大，似应优先；有的人对他周围人更为重要，理应优先；一个哺乳期的母亲似应优先于没有子女的妇女；某个社会地位举足轻重的人也应比一个普遍劳动者优先。然而，这同医德的一视同仁、公正原则、平等观念又直接相冲突。况且判断社会价值在一个具体问题的比较上，又往往是十分困难的，甚至是主观的。如一个医生、一个工程师、一个军事指挥员、一个厂长或企业经理，如何来判断他们的社会价值的高低呢？每个人在生死面前是否有着同等的权利呢？

受体选择的标准是多方面的，它主要取决于这个国家或社会通行的道德规范和价值，目前大多数移植中心对这些标准是综合应用，并视供体和受体的具体情况而定。

三、器官移植的伦理准则

关于器官移植的伦理准则，国内外医学界和医学伦理学界都作过许多探讨。1968年美国医学会裁判委员会提出过6条伦理原则，这些原则在一定程度上反映了医学人道主义的伦理价值观，值得我们借鉴。在器官移植中，医务人员对供体及受体的健康和生命应有同样高度的尊重和责任感，使双方的权利都得到同等的保护。除了取得供体或其亲属的知情同意外，还要明确无误地判定死亡，然后方可摘取器官。

器官移植的研究和应用，既是医学科学发展的需要，也是广大人民健康利益的需要，特别是它给一些器官衰竭的患者带来了新的生存机会。然而，我们又必须充分认识到，器官移植无论是从活体上还是从尸体上摘取器官，其费用都是相当高的。因此在我国很少有人能自己支付那么高的费用，国家应该拨多少经费用于器官移植，才是资源的公正分配，这是一个宏观分配。我国医疗资源还十分有限，广大人民群众医疗健康水平还不高。在这种情况下，显然不能把大量医疗资源用于少数病人，而必须着眼于提高广大人民群众的健康水平。如果在器官移植上所花费用过多，就会影响其他更有效更需要的项目。因此，器官移植在我国只能有重点地、适宜地进行。医务人员既要本着对社会负责，为广大人民群众负责和为广大伤病员负责的精神，又要促进这项新技术的发展，正确认识并把握好器官移植在我国发展的"度"。

器官移植中提出的问题很复杂，目前，一方面要加强这方面的宣传教育，调动全社会力量共同参与破除封建道德观念和旧习俗的深刻变革，使广大人民群众科学地认识人的生命和价值，明确自己的权利与义务以及肩负的道德责任，支持器官移植的开展，自愿地、积极地表示身后捐献遗体和脏器；另一方面，要研究制定有关政策和法规，使器官移植得到法律的保护和制约。

思 考 题

1. 什么是人工生殖技术？实施过程应强调哪些道德责任？
2. 何谓安乐死？赞成与反对安乐死的主要意见有哪些？你个人持何态度？
3. 为什么说供体选择是器官移植的一个关键问题？

主要参考文献

1996 年我国卫生事业发展情况统计公报．健康报．1997 年 4 月 4 日

崔新建．略论人的生命价值．人民大学复印报刊资料伦理学．1996 年第 8 期

杜治政．医学伦理学纲要．南昌：江西人民出版社

郭继志，李秀荣．关于"克隆人"的社会思考．医学与哲学，1997 年第 6 期

郭继志主编．1989．现代医学社会学．西安：陕西科学技术出版社

金石正，吴凝萃．1995．临床医学科学研究方法．北京：中国科学技术出版社

李本富等主编．1992．护理伦理学．第二版．北京：科学出版社

李本富等主编．1996．医学伦理学．北京：北京医科大学、中国协和医科大学联合出版
　　社

梁浩材主编．1988．社会医学．长沙：湖南科学技术出版社

鲁生业主编．1987．环境医学概论．武汉：同济医科大学出版社

栾荣生等主编．1992．实用医院管理伦理学．北京：学苑出版社

栾荣生等主编．1992．医学伦理学．北京：华夏出版社

栾荣生等主编．1993．临床医学伦理学概论．北京：中国大地出版社

罗国杰主编．1989．伦理学．北京：人民出版社

邱仁宗．1987．生命伦理学．上海：上海人民出版社

石大璞等主编．1990．大学医学伦理学．西安：陕西人民出版社

苏太洋主编．1994．健康医学．北京：中国科学技术出版社

田　民．提高人才培养质量．健康报．1997 年 6 月 14 日

万俊人．1994．伦理学新论．北京：中国青年出版社

王梦奎主编．1996．迈进二十一世纪的中国社会主义精神文明．北京：中国言实出版社

王玉辛．1986．医学科学方法概念．北京：人民卫生出版社

尉龙根．规范护工管理迫在眉睫．健康报，1997 年 8 月 21 日

徐明华，夏修龙．1994．美国护理教育印象．国外医学・医学教育分册

徐天民主编．1995．中国传统文化与当代青年修养．北京：北京广播学院出版社

袁贵仁．论树立正确的人生观．光明日报，1997 年 8 月 13 日

周一谋．1983．历代名医论医德．长沙：湖南科学技术出版社

附录：有关医德的若干历史资料

孙思邈《大医精诚论》节录

学者必须博极医源，精勤不倦，不得道听途说，而言医道已了，深自误哉！凡大医治病，必当安神定志，无欲无求，先发大慈恻隐之心，誓愿普救含灵之苦。苦有疾厄来求救者，不得问其贵贱贫富，长幼妍媸，怨亲善友，华夷愚智，普同一等，皆如至亲之想；亦不得瞻前顾后，自虑吉凶，护惜身命，见彼苦恼，若已有之，深心凄怆，勿避艰崄、昼夜、寒暑、饥渴、疲劳，一心赴救，无作功夫形迹之心，如何可为苍生大医；反此则是含灵巨贼（关于反对杀生'杀生求生，去生更远'的一段，略）。其有患疮痍，下痢、臭秽不可瞻视，人所恶见者，但发惭愧凄怜忧恤之意，不得起一念芥蒂之心，是吾之志也。夫大医之体，欲得澄神内视，望之俨然；宽裕汪汪，不皎不昧。省病诊疾，至意深心；详察形候，纤毫勿失；处判针药，无得参差。虽曰病宜速救，要须临事不惑，唯当审谛覃思；不得于性命之上，率尔自逞俊快，邀射名誉，甚不仁矣！又到病家，纵绮罗满目，勿左右顾盼；丝竹凑耳，无得似有所娱；珍馐迭荐，食如无味，醽醁兼陈，看有若无。……夫为医之法，不得多语调笑，谈谑喧哗，道说是非，议论人物，炫耀声名，訾毁诸医，自矜己德；偶然治瘥一病，则昂头戴面，而有自许之貌，谓天下无双。此医人之膏肓也（关于"阴阳报施"一段，略）。医人不得恃己所长，专心经略财物；但作救苦之心。

医家五戒十要①

一戒：凡病家大小贫富人等，请视者便可往之，勿得迟延厌弃，欲往而不往，不为平易，药金毋论轻重有无，当尽力一例施与，自然阴骘日增，无伤方寸。①

二戒：凡视妇女及孀妇尼僧人等，必须侍者在傍，然后入房诊视，倘傍无伴，不可自看，假有不便之患，更宜真诚窥睹，虽对内人不可谈，此因闺阃故也。

三戒：不得出脱病家珠珀珍贵等送家合药，以虚存假换，如果该用，令彼自制入之。倘服不效，自无疑谤，亦不得称赞彼家物色之好，凡此等非君子也。

四戒：凡救世者，不可行乐登山，携酒游玩，又不可非时离去家中。凡有抱病至者，必当亲视用意发药，又要依经写出药贴。必不可杜撰药方，受人驳问。

五戒：凡娼妓及私伙家请看，亦当正己视如良家子女，不可他意见戏，以取不正，视毕便回。贫窘者药金可璧，看回只可与药，不可再去，以希邪淫之报。

一要：先知儒理，然后方知医理，或内或外，勤读先古明医确论之书，须旦夕手不释卷，——参明融化机变，印之在心，慧之于目，凡临症时自无差谬矣。

二要：选买药品，心遵雷公炮炙，药有依方修合者，又有因病随时加减者，汤散宜近备，丸丹须预制。常药愈久愈灵，线药越陈越异，药不吝珍，终久必济。

三要：凡乡井同道之士，不可生轻侮傲慢之心，切要谦和谨慎，年尊者恭敬之，有学者师事之，骄傲者逊让之，不及者荐拔之，如此自无谤怨，信和为贵也。

四要：治家与治病同，人之不惜元气，丧太过，百病生焉，轻

---

① 明·陈实功：《外科正宗》。

则支离身体，重则丧命。治家若不固根本而奢华，费用太过，轻则无积，重则贫窘。

五要：人之受命一天，不可负天之命，凡欲进取，当知彼心顺否，体认天道顺逆，凡顺取，人缘相庆，逆取，子孙不吉，为人何不轻利远害，以防还报之业也？

六要：凡里中亲友人情，除婚丧疾病庆贺外，其余家务，至于馈送来往之礼，不可求奇好胜。凡飧只可一鱼一菜，一则省费，二则惜禄，谓广求不如俭用。

七要：贫穷之家，及游食僧道衙门差役人等，凡来看病，不可要他药钱，只当奉药。再遇贫难者，当量力微赠，方为仁术。不然有药而无火食者，命亦难保也。

八要：凡有所蓄，随其大小，便当置买产业以为根本，不可收买玩器，及不紧物件，浪费钱财。又不可做银会酒会，有防生意，必当一例禁之，自绝谤怨。

九要：凡室中所用各样物具，俱要精备齐整，不得临时缺少。又古今前贤书籍，及近时明公新刊医理词说，必寻参看以资学问，此诚为医家之本务也。

十要：凡奉官衙所请，必要速去，无得怠缓，要诚意恭敬，告明病源，开具方药，痊愈之后，不得图求扁礼，亦不得言说民情，至生罪戾。闲不近公，自当守法。

医 工 论[①]

凡为医之道，必先正己，然后正物。正己者，谓能明理以尽术也。正物者，谓能用药以对病也。如此然后事必济而功必著矣。若不能正己，岂能正物？不能正物，岂能愈疾？今冠于篇首，以劝学者。

凡为医者，性存温雅，志必谦恭，动须礼节，举乃和柔，无

---

① 《小儿卫生总微论方》（南宋时书，撰者未详）。

自妄尊，不可矫饰。广收方论，博通义理，明运气，晓阴阳，善诊切，精察视，辨真伪，分寒热，审标本，识轻重。疾小不可言大，事易不可云难，贫富用心皆一，贵贱使药无别。苟能如此，于道儿希。反是者，为生灵之巨寇。

凡为医者，遇有请召，不择高下，远近必赴。如到其家，须先问曾请医未曾？又问曾进是何汤药？已未经下？乃可得知虚实也。如已曾经下即虚矣，更可消息参详。则可无误。又治小儿之法，必明南北禀受之殊，必察土地寒温之异，不可一同施治，古人最为慎耳。

龚延贤《医家十要》①

一存仁心，乃是良箴，博施济众，惠泽斯深。
二通儒道，儒医世宝，道理贵明，群书当考。
三精脉理，宜分表理，指下既明，沉疴可起。
四识病原，生死敢言，医家至此，始称专门。
五知气运，以明岁序，补泻温凉，按时处治。
六明经络，认病不错，脏腑洞然，今之扁鹊。
七识药性，立方应病，不辨温凉，恐伤性命。
八会炮制，火候详细，太过不及，安危所系。
九莫嫉妒，因人好恶，天理昭然，速当悔悟。
十勿重利，当存仁义，贫富虽殊，药施无二。

不失人情论②

尝读内经至方盛衰论而殿之日：不失人情。未尝不瞿然起，喟然叹轩岐之入人深也。夫不失人情，医家所甚急，然戛戛乎难之

---

① 明·龚延贤：《万病回春》。
② 明·李中梓：《医宗必读》。

矣。大约人情之类有三：一曰病人之情，二曰傍人之情，三曰医人之情。[①]

所谓病人之情者，五脏各有所偏，七情各有所胜，阳脏者宜凉，阴脏者宜热，耐毒者缓剂无力，不耐毒者峻剂有害，此脏气之不同也。动静各有欣厌，饮食各有爱憎，性好吉者，危言见非，意多尤者，慰安云伪，未信者忠告难行，善疑者深言则忌，此好恶之不同也。富者多任性而禁戒勿遵，贵者多自尊而骄恣悖理。此交际之不同也，贫者衣食不固，况乎药饵，贱者焦劳不适，怀抱可知，此调治之不同也。有良言甫信，谬说更新，多歧亡羊，终成画饼，此无主之为害也。有最畏出奇，惟求稳当，车薪杯水，难免败亡，此过慎之为害也。有境缘不偶，营求未遂，深情牵挂，良药难医，此得失之为害也。有性急者遭迟病，更医而致杂投，有性缓者遭急病，濡滞而成难挽，此缓急之为害也。有参术沾唇惧补，心先痞塞，硝黄入口畏攻，神即飘扬，此成心之为害也。有讳疾不言，有隐情难告，甚而故隐病状，试医以脉，不知自古神圣，未有舍望闻问而独凭一脉者。且如气口脉盛则知伤食，至于何日受伤，所伤何物，岂能以脉知哉？此皆病人之情，不可不察者也。

所谓傍人之情者，或执有据之论，而病情未必相符，或兴无本之言，而医理何曾梦见，或操是非之柄，同我者是之，异己者非之，而真是真非莫辨，或执肤浅之见，头痛者救头，脚痛者救脚，而孰标孰本谁知？或尊贵执言难抗，或密戚偏见难回，又若荐医动关生死，有意气之私厚而荐者，有庸浅之偶效而荐者，有信其利口而荐者，有贪其酬报而荐者，甚至熏获不辨，妄肆品评，誉之则跖可为舜，毁之则凤可作鸮，致怀奇之士，拂衣而去，使深危之病，坐而待亡，此皆傍从之情，不可不察者也。

所谓医人之情者，或巧语诳人，或甘言悦听，或强辩相欺，或危言相恐，此便佞之流也。或结纳亲知，或修好僮仆，或营求卜

---

① 明·李中梓：《医宗必读》。

荐，或不邀自赴，此阿谄之流也。有腹无藏墨，诡言神授，目不识丁，假托秘传，此欺诈之流也。也望闻问切，漫不关心，枳朴归苓，到手便撮，妄谓人愚我明，人生我熟，此孟浪之流也。有嫉妒性成，排挤为事，阳若同心，阴为浸润，是非颠倒，朱紫混淆，此谗妒之流也。有贪得无知，轻忽人命，如病在危疑，良医难必，极其详慎，犹冀回春，若辈贪功，妄轻投剂，至于败坏，嫁谤自文，此贪佞之流也。有意见各持，异同不决，曲高者和寡，道高者谤多，一齐之传几何，众楚之咻易乱，此庸浅之流也。有素所相知，苟且图功，有素不相识，偶延辨证，病家既不识医，则倏赵倏钱，医家莫肯任怨？则惟苓惟梗，或延医众多，互相观望，或利害攸系，彼此避嫌，惟求免怨，诚然得矣，坐失机宜，谁之咎乎？此由知医不真而任医不专也。

凡若此者，孰非人情？而人情之祥，尚多难尽，圣人以不失人情为戒，欲令学者思之慎之，忽为陋习所中耳。虽然，必期不失，未免迁就，但迁就既得于病情，不迁就又碍于人情，有必不可迁就之病情，而复有不得不迁就之人情，且奈之何哉！故曰：戛戛乎难之矣。

祝 医 五 则[①]

凡人疾病，皆由不惜众生身命，竭用人财，好杀禽兽昆虫，好箠楚下贱，甚则枉用毒刑，加诸无罪，种种业因，感此苦报，业作医师，为人司命，见诸苦恼，当兴悲悯，详检方书，精求医道，谛察深思，务期协中，常自思惟，药不对病，病不对机，二皆或乖，则下咽不返，人命至重，冥报难逃，忽为一时衣食，自贻莫忏之罪于千百劫，戒之哉！宜惧不宜喜也。

凡为医师，当先读书，凡俗读书，当先识字。字者，文之始也，不识字义，宁解文理？文理不通，动成窒碍，虽诗书满目，于

---

① 明·缪希雍：《本草经疏》。

神不染，触途成滞，何由省人？譬诸面墙，亦同木偶，望其拯生民之疾苦，顾不难哉？故昔称太医，今曰儒医，太医者读书穷理，本之身心，验之事物，战战兢兢，求中于道，造次之际，罔敢或肆者也。外此则俗工耳，不可以言医矣。

凡为医师，先当识药，药之所产，方隅不同，则精粗顿异，收采不时，则力用全乖。又或市肆饰伪。足以混真，苟非确认形质，精尝气味，鲜有不为其误者。譬诸将不知兵，立功何自？医之于药，亦犹是耳。既识药矣，宜习修事。雷公炮炙固为大法，或有未尽，可以意通，必期躬亲，勿图苟且。譬诸饮食，烹调失度，尚不益人，反能增害，何况药物关于躯命者也，可不慎诸！

凡作医师，宜先虚怀，灵知空洞，本无一物，苟执我见，便与物对，我见坚固，势必轻人，我是人非，与境角立，一灵空窍，动为所塞，虽日亲至人，终不获益，白首故吾，良可悲己，执而不化，害加于人，清夜深思，宜生愧耻，况人之才识，自非生知，必假问学，问学之益，广博难量，脱不虚怀，何由纳受？不耻无学，而耻下问，师心自圣，于道何益！苟非至愚，能不儆省乎？

医师不患道术不精，而患取金不多，舍其本业，专事旁求，假宠贵人，冀其口吻，以希世重，纵得多金，无拔苦力，念当来世，岂不酬偿？作是思惟，是苦非乐，故当勤求道术，以济物命，纵有功效，任其自酬，勿责厚报，等心施治，勿轻贫贱，如此则德植厥躬，鬼神幽赞矣。

上来所祝五条，皆关切医师，才品道术，利济功过，仰愿来学，俯从吾祝，则进乎道而不囿于技矣，讵非生人之至幸，斯道之大光也哉！

希波克拉底誓言

仰赖医神阿波罗，埃斯克雷彼斯及天地诸神为证，鄙人敬谨宣誓愿以自身能力及判断力所及，遵守此约。凡授我艺者敬之如父母，作为终身同业伴侣，彼有急需我接济之。视彼儿女，犹如弟兄，如欲受业，当免费并无条件传授之。凡我所知无论口授书传俱传之吾子，吾师之子及发誓遵守此约之生徒，此外不传与他人。

我愿尽余之能力与判断力所及，遵守为病家谋利益之信条，并检束一切堕落及害人行为，我不得将危害药品给与他人，并不作该项之指导，虽有人请求亦必不与之。尤不为妇人施坠胎手术。我愿以此纯洁与神圣之精神，终身执行我职务。凡患结石者，我不施手术，此则有待于专家为之。

无论至于何处，遇男或女，贵人及奴婢，我之唯一目的，为病家谋幸福，并检点吾身，不作各种害人及恶劣行为，尤不作诱奸之事。凡我所见所闻，无论有无业务关系，我认为应守秘密者，我愿保守秘密。倘使我严守上述誓言时，请求神祇让我生命与医术能得无上光荣，我苟违誓，天地鬼神共殛之。[①]

Hufeland 氏医德十二箴

（一）医生活着不是为的自己，而是为了别人，这是职业的性质所决定的。

不要追求名誉和个人利益，而要用忘我的工作来救活别人，救死扶伤，治病救人，不应怀有别的个人目的。

（二）在病人面前，该考虑的仅仅是他的病情，而不是病人的地位和钱财。

应该惦量一下有钱人的一撮金钱和穷人感激的泪水，你要的是哪一个？

（三）在医疗实践中应当时刻记住病人是你服务的靶子，并不是你所摆弄的弓和箭，绝不能去玩弄他们。

思想里不要有偏见，医疗中切勿眼光狭窄地去考虑问题。

（四）把你那博学和时兴的东西搁在一边。学习如何通过你的

---

① 李涛：《医学史纲》，1940 年。

言语和行动来赢得病人的信任。而这些并不是表面的、偶然的或是虚伪的。切不可口若悬河、故弄玄虚。

（五）在晚上应当想一想白天所发生的一切事情，把你一天中所得的经验和观察到的东西记录下来，这样做有利于病人，有利于社会。

（六）一次慎重仔细的检查与查房比频繁而又粗疏的检查好得多。

不要怕降低你的威信而拒绝病人经常的邀请。

（七）即使病人膏肓无药救治时，你还应该维持他的生命，解除当时的痛苦来尽你的义务。如果放弃就意味着不人道，当你不能救他时也应该去安慰他，要争取延长他的生命，那怕是很短的时间，这是作为一个医生的应有表现。

不要告诉病人他的病情已处于无望的情况。要通过你谨慎的言语和态度，来避免他对真实病情的猜测。

（八）应尽可能的减少病人的医疗费用。当你挽救他生命的同时，而又拿走了他维持生活的费用，那有什么意思呢？

（九）医生需要获得公众的好评。无论你有多大学问，多光彩的行为，除非你得到人民的信任，否则就不能获得大众有利的好评。

你必须了解人和人们的心理状态，一个对生命感到兴趣的你，就应当听取那朴质的真理，就应当承认丢面子的过失，这需要高贵的品质和善良的性格。

避免闲扯，沉默更为好些。

不需要告诉你了，你应该去反对热衷赌博、酗酒、纵欲和为名誉而焦虑。

（十）尊重和爱护你的同行。如不可能，最低限度也应该忍让，不要谈论别人，宣扬别人的不足是聪明人的耻辱。只言片语地谈论别人的缺点和小小的过失可能使别人的名誉造成永久损害，应当考虑到这种后果。

每个医生在医疗上都有他自己的特点和方法，不宜去作轻率的判断。要尊重比你年长的和爱护比你年青的医生，要发扬他们的长处。当你还没有看过这个病人，你应当拒绝评论他们所争取的治疗。

（十一）一次会诊不要请很多人，最多三名，要选合适的人参加，讨论中应该考虑的是病人的安全，不必作其他的争论。

（十二）当一个病人离开他的经治医生来和你商量时，你不要欺瞒他。应叫他听原来医生的话，只有发现那医生违背原则并确信在某方面的治疗有错误时，再去评论他，这才是公平的，特别在涉及对他的行为和素质的评论时更应如此。

迈蒙尼提斯祷文①

永生之上天既命予善顾世人与生命之康健，惟感予爱护医道之心策予前进，无时或已。毋令贪欲、吝念、虚荣、名利侵扰予怀，盖此种种胥属真理与慈善之敌。足以使予受其诱惑而忘却为人类谋幸福之高尚目标。

愿吾视病人如受难之同胞。

愿天赐予以精力、时间与机会，俾得学业日进、见闻日广，盖知也无涯，涓涓日积，方成江河，且世间医术日新，觉今是而昨非，至明日又悟今日之非矣。

神乎，汝既命予善视世人之生死，则予谨以此身许职。予今为予之职业祷告上天：

事功艰且钜，愿神全我功。

若无神佑助，人力每有穷。

启我亲医术，复爱世间人。

存心好名利，真理日沉沦。

愿绝名利心，服务一念诚。

神清求体健，尽力医病人。

---

① 王吉民：《新医医德文献》，1949 年。

无分爱与憎，不问富与贫。

凡诸疾病者，一视如同仁。

世界医学会 1949 年采纳的
医学伦理学日内瓦协议法

我庄严地宣誓把我的一生献给为人道主义服务。

我给我的教师们以尊敬和感谢。这些都是他们应该赢得的。

我凭着良心和尊严行使我的职业。

我首先考虑的是我的病人的健康。

凡是信托于我的秘密我均予以尊重。

我将尽我的一切能力维护医务职业的荣誉和崇高传统。

我的同行均是我的兄弟。

在我的职责和我的病人之间不充许把对宗教、国籍、种族、政党和社会党派的考虑掺杂进去。

即使受到威胁，我也将以最大的努力尊重从胎儿开始的人的生命，决不利用我的医学知识违背人道法规。

我庄严地、自主地并以我的名誉作出上述保证。

护士伦理国际法

（1953 年 7 月国际护士会议采纳，1965 年 6 月德国法兰克福大议会会议修订并采纳）

护士护理病人，担负着建立有助于康复的物质的、社会的和精神的环境，并着重用教授和示范的方法预防疾病，促进健康。他们为个人、家庭和居民提供保健服务并与其他保健行业协作。

为人类服务是护士的首要职能，也是护士职业存在的理由。护理服务的需要是全人类的性的。职业性护理服务以人类的需要为基础，所以不受对国籍、种族、信仰、肤色、政治和社会状况的考虑的限制。

本法典固有的基本概念是：护士相信人类的本质的自由和人类生命的保存。全体护士均应明了红十字原则及 1949 年日内瓦决议条款中的权利和义务。

本行业认为国际法规并不能包括护士活动和关系中的一切细节。有些人将受到个人哲学观和信仰的影响。

1. 护士的基本职责包括三方面：保存生命、减轻病痛和促进康复。

2. 护士应始终保持高标准的护理和职业实践。

3. 护士不仅应该有良好的操作而且应把知识和技巧维持在恒定的高水平。

4. 病人的过教信仰应受到尊重。

5. 护士应对信托给他们的个人情况保守秘密。

6. 护士不仅要认识到职责而且要认识到他们职业功能的限制。若无医属，不予推荐或给予医疗处理，护士在紧急情况下可给予医疗处理，但应将这些行动尽快地报告给医生。

7. 护士有理智地、忠实地执行医嘱的义务并应拒绝参与非道德的行动。

8. 护士受到保健小组中的医生和其他成员的信任，同事中的不适当的和不道德的行为应仅向主管当局揭发。

9. 护士接受正当的薪金和接受例如契约的实际的或包含的供应补贴。

10. 护士不允许将他们的名字用于商品广告中或作其他形式的自我广告。

11. 护士与其他职业的成员和同行合作并维护和睦的关系。

12. 护士坚持个人道德标准。这反映了对职业的信誉。

13. 在个人行为方面，护士不应有意识地轻视她所居住和工作地区居民的风俗习惯和所接受的行为方式。

14. 护士应参与并与其他公民和其他卫生行业分担责任以促进满足公共卫生需要的努力——无论是地区的、州的、国家的和国际的。

赫尔辛基宣言——指导医务卫生工作者 从事包括以人作为受实验者的 生物医学研究方面的建议①

引　言

维护人们的健康是医药卫生人员的光荣使命，他或她的知识和道德是为了实现这个使命的。

世界医学协会的日内瓦声明，对于医药卫生人员在道义上具有约束力。病人的健康必须是我们首先认真考虑的事。国际医学道德标准的规定接连宣称任何可能减弱人们身体上或精神上的抵抗力的行为或意见，只有当它是为了受实验者本身的利益才可以使用。

包括以人作为受实验者的生物医学研究的目的，必须是旨在用以增进诊断、治疗和预防等方面的措施，以及为了针对疾病病因学与发病机理的了解。

在现行的医学习惯做法方面，大部分的诊断、治疗或预防性的过程含有偶然性因素在内，因此要把上述指导精神以果敢的行动应用到医药卫生的科学研究中去。

基于医药卫生方面研究工作的继续不断发展，在某种程度上最后必然导致取决于以人作为受实验者的实种实验方法。

在实验研究工作的进行过程中，应该特别注意要使受验者或受实验动物的外界环境和生活福利不致受到影响，对此必须高度重视。

为了促进医药卫生科学知识和提高对患者治疗的水平，通过实验室试验所取得的可靠成果加以有选择的应用，是必不可少的

---

① 这个宣言于 1964 年芬兰赫尔辛基召开的第十八届世界医学大会上正式通过，并于 1975 年在日本东京举行的第二十九界世界医学大会上作过修订。

步骤与手段。世界医学协会所制订的下述建议，对每个医药卫生工作人员从事包括以人作为受实验者的生物医学科学研究卫生工作，可当作一个指南。必须特别强调指出的是，协会所设计的这项标准草案，对世界各地的医药卫生工作者来说，也只是个手册。医药卫生工作人员，在他们自己国家有关的法令指导下，也不会减轻或解除他们出于刑事的、民事的以及合乎职业道德等方面所应负的责任。

一、基本原则

1. 包括以人作为受实验者的生物医学科学研究工作，必须符合普遍认可的科学原理，应该建立在足以胜任地履行实验室任务和动物实验法的基础之上，并且，对于有关的科学文献，要有详尽的了解。

2. 包括以人作为受实验者的每个实验程序的设计和行动，应该在有实验根据的备忘录中明白地和系统地作出说明；为了取得尊重、评议和指导，这份备忘录应该送给一个特别委任而又不承担义务的专门委员会。

3. 包括以人作为受实验者的生物医学科学研究工作，只有通过曾受严格训练的有资格的人们和在临床上一个被认可的医生的监督下，才可进行。对受实验者应负的责任，即使他或她本人已经同意，也总应当委托一个医务上胜任的工作者，而不能依据这项研究工作的进行是有理由的。

4. 除非研究目的的重要性与受实验者可能受到的内在风险相称，生物医学科学研究工作就不能合乎法理地进行到底。

5. 包括以人作为受实验者的生物医学研究工作进行之前，应细致比较可预测的风险与可预见到的利益。对于受实验者或其他人们利害关系的重要性，一定要始终压倒对科学研究和人类社会方面影响的考虑。

6. 科学研究工作的正义性服从于保护他或她的完整，这个原则必须永远受到重视。一切预防措施应予采用，使受实验者的独处或秘密，不致受到干扰与妨害，而且在研究工作进行过程中受实验者身体上与精神上的完整以及他或她的人格所可能受到的影响与冲击，要减少到最低限度。

7. 除非受实验者已被说服同意参加，对在实验工作进行过程中所遇风险或出现偶然性事故等可能出现的情况有所了解，否则，参加这项研究计划的医药卫生工作者就应弃权，无论哪项调查研究，如果确已查明或者发觉它有可能碰到风险，在重要性上或许会超过所达到的效果，从事这项科学研究的工作者就应停止进行。

8. 在发表或公布他或她的科学研究结果时，医药卫生工作者对于保证研究成果的准确性负有极大的责任。和本宣言中所规定的基本原则不符合的实验报道，不被接受发表。

9. 在通过人们进行的无论哪项科学研究中，每个可能的被实施者，对于参加这项研究的目标、方法、预期好处、潜在的危险以及他或她可能承担的不舒适与困难等，都必须足够充分地被告知，他或她也应该了解他们有权不参加这个研究，而且任何时候都可以撤消他或她的承诺。如仍需要他或她继续参加这项实验的话，医药卫生工作到那时就应该得到他们慷慨的承诺，更可能的是书面形式的承诺。

10. 对于这个科学研究计划在得到该项情报有所了解以后的承诺时，如何受实验者对他或她是处在一个从属的关系之中，或者是在强迫情况下同意的，主持此项科学研究的工作人员应特别谨慎从事。处于上述情况时，一个不参加这项调查研究工作而且对于这个法定关系完全不受约束的医药卫生工作者，应该得到了解这项科学研究目的性的情报人员的承诺。

11. 万一作证人在法律上无资格时，法定的督护人应该根据国家律例取得书面承诺，受实验者如因身体上或精神上的缘故，或系尚未到达成年，依据国家法律的规定，可从他或她可信赖的亲属那里，得到许可参加实验的证明。

12. 本研究工作的备忘录，永远应该包含合乎职业道德方面所必须含括的一切需要考虑的事情，并应指出这个宣言中所宣布的基本原则均已遵守。

二、医学科学研究工作结合专业性的管理（临床性研究工作）

1. 在对病人治疗的过程中，医务工作者有使用新发现的诊断技术和治疗方法的自由，如果按照这个医生的判断认为这些措施能提供希望来挽救病人生命，恢复健康，或者能减轻痛苦的话。

2. 一个新发明的措施或方法所带来的可能的好处、风险以及患者的不舒适感，应与现有最好的诊断技术与治疗方法加以对比权衡。

3. 在任何医学科学研究中，每个病人——包括对照组中的那些病人（若有的话）——都应保证使他们得到很好的和被证实了的诊断技术和治疗方法。

4. 病人对某些科学研究工作拒绝参加时，绝对不能使医生和病人之间的关系受到影响或妨碍。

5. 假如医务工作者认为取得受实验者的书面同意书是不必要的，对于提出这项建议的具体理由，应在该实验备忘录中加以说明，以供专题委员会审查。

6. 医务工作者在医学科学研究工作中，可以结合业务服务进行，它的目标是为了获得新的医学科学知识；但是这项医学科学研究工作的进行应到达的程度，只能是使得病人在诊断技术或（和）治疗方法方面所得到的益处，被证明是正当的。

三、以人作为受实验者的无疗效性生物医学研究工作（非临床性生物医学研究工作）

1. 在一个人身上进行医学科学研究工作这种纯科学上的应用方面，医生的责任在于当他或她被当作生物医学研究工作的对象时，他始终是受实验者的生命与健康的保护者。

2. 受实验者们，应是些自愿参加者——不论是健康人，还是病人，因为这个实验（或试验）设计，对于病人所患疾病是无关的。

3. 调查研究人员，或者是调查研究专题小组，根据他的/她的或他们的判断，这项研究工作如果继续进行下去，会对受实验者产生不良影响，就应该立即停止。

4. 对于通过任何人进行的研究工作，它在科学方面与人类社会方面的重要性，永远也不应该放在对受实验者的应有尊重之上。

悉 尼 宣 言

死亡的确定

世界医学会第 22 次会议采纳于澳大利亚悉尼，1968 年 8 月。

1. 在大多数国家，死亡时间的确定将继续是医师的法律责任。通常，他可以用所有医师均知晓的经典的标准无需特点帮助地确定病人的死亡。

2. 然而近代的医学实践使得进一步研究死亡时间成为必要。①有能力人工地维持含氧血液循环通过不可恢复性损伤的组织。②尸体器官的应用，如作移植用的心或肾脏。

3. 问题的复杂性在于：死亡是在细胞水平上的逐渐的过程。组织对于氧供断绝的耐受能力是不同的，但是临床的兴趣并不在于维持孤立的细胞而在于病人的命运。这里，不同细胞或组织的死亡时刻不是那么重要的。因为不管采用什么复苏技术总归确定无疑地不可恢复了。

4. 死亡的确定应建立在临床判断和必要时的辅助诊断上。近来最有帮助的是脑电图。然而还没有一种技术的标准能完全满足目前医学的状况，也没有一种技术操作能取代医师的全面临床判断。若涉及到器官移植那么应由两名以上的医师和出死亡诊断，而且医生对死亡的决定不能与移植手术发生直接联系。

5. 人的死亡时刻的确定使得停止抢救在伦理上被评可。以及在法律允许的国家内从尸体中取出器官被许可，可得以满足法律同意的需要。

医 道 纲 领

（日本医学会于 1966 年 11 月 27 日通过）

医道随着人类文化的进展而由古更新。为适应社会体制的变革的科学技术的进步，医疗状况也发生各种变化。但只要人类的生命尊严和人类的爱不变，医道纲领也仍然不变。

1. 无论职务高低，身份贵贱，人类的生命最为宝贵。因病人寄希望于医生，对医生无所不谈，故给这些病人治疗疾患时，要竭诚全力解除其痛苦，尽量给予精神安慰，使之对生活充满希望，并为其保守秘密。

2. 尊重医学的传统，尊重和感谢良师益友，为努力培养下一代要经常地、勤奋地钻研医学。

3. 不利欲熏心，不屈服于任何胁迫，为自己的良心和名誉施诊。

4. 与医疗和健康保健有关的医师，切勿忘记社会的使命，为国民寻求更好的医疗体制，并为实现这一目标而努力。

既然医生也是人类社会的一个成员，那么，医道的实践就未必那么容易。面对这一问题，医生当然必须付出最大努力。与此同时，社会上也须相应地给予广泛的理解和强有力的支援。

东 京 宣 言

关于对拘留犯和囚犯给予折磨、虐待、非人道的对待和惩罚时，医师的行为准则。

本宣言为 29 届世界医学大会 1975 年 10 月东京会议所采纳。

序言：

实行人道主义而行医，一视同仁地保护和恢复人体的精神的健康，去除病人的痛苦是医师的特有权利，即使在受到威胁的情况下也对人的生命给予最大的尊重，并决不应用医学知识作相反于人道法律的事。

本宣言认为折磨应定义为经精心策划的、有系统的或肆意的给以躯体的或精神的刑罚。无论是个人或多人施行的或根据任何权势施行的强迫他人供出情报，坦白供认等行为。

宣言：

1. 不论受害者受什么嫌疑、指控或认什么罪，也不论受害者的信仰或动机如何，医师在任何情况下决不赞助、容忍或参与折磨、虐待或非人道的行为。包括引起军事冲突和内战。

2. 医师决不提供允诺、器械、物资或知识帮助折磨或其他虐待、非人道的对待或降低受害者抵抗这些对待的能力。

3. 医师决不出席任何折磨、虐待、非人道的对待的应用或威胁。

4. 医师对其医疗的病人有医疗的责任。在作治疗决定时是完全自主的。医师的基本任务是减轻他的病人的痛苦并不得有任何个人的、集体的或政治的动机反对这一崇高的目的。

5. 当囚犯绝食时，医生认为可能形成伤害和作出后果的合理判断时，不得给予人工饲喂。囚犯能够作出决定的能力需有至少两位医师作出独立的证实性的判断。医师应向囚犯作绝食后果的解释。

6. 世界医学会将支持、鼓励国际组织、各国医学会和医师。并当这些医师及其家属面临威胁或因拒绝容忍折磨及其他形式的虐待、非人道的对待而面临报复时支持他们。

苏联医师宣言

（1971 年苏联最高苏维埃通过，要求每一名医学毕业生宣誓如下）

接受崇高的医师称号并从事医师职业，我庄严的宣誓：

把我的全部知识和权力贡献给保护和增进人类健康，治疗和预防疾病。在社会需要的地方自觉地工作。

随时准备投入工作，认真地、关心地治疗病人；保守医疗秘密。

不断改进自己的医学知识的技术，通过自己的工作发展医学和实践。

只要病人的利益需要，就向同事们征求建议，决不拒绝同行的建议和帮助。

继承和发扬祖国医学优良传统，用共产主义道德原则指导自己的一切行动，永远牢记苏联医师的崇高职责和对苏维埃祖国和人民的责任。

我宣誓终身忠于本誓言。

夏威夷宣言

(1977 年夏威夷召开的第六届世界精神病学大会上一致通过)

人类社会自有文化以来，道德一直是医疗技术的重要组成部分。在现实社会中，医生持有不同的观念，医生与病人之间的关系很复杂。由于可能用精神病学知识、技术做出违反人道原则的事情，今天比以往更有必要为精神科医生订出一套高尚的道德标准。

精神科医生作为一个医务工作者和社会的成员，应探讨精神病学的特殊道德含义，提出对自己的道德要求，明确自己的社会责任。

为了确立本专业的道德内容，以指导和帮助各个精神科医生树立应有道德准则，兹作如下规定：

（一）精神病学的宗旨是促进精神健康，恢复病人自理生活的能力。精神科医生应遵循公认的科学、道德和社会公益原则，尽最大努力为病人的切身利益服务。

为此目的，也需要对保健人员、病人及广大公众进行不断的宣传教育工作。

（二）每个病人应得到尽可能好的治疗，治疗中要尊重病人的人格，维护其对生命和健康的自主权利。

精神科医生应对病人的医疗负责，并有责任对病人进行合乎标准的管理和教育，必要时，或病人提出的合理要求难以满足，精神科医生即应向更富经验的医生征求意见或请会诊，以免贻误病情。

（三）病人与精神科医生的治疗关系应建立在彼此同意的基础上。这就要求做到互相信任，开诚布公，合作及彼此负责。病重者若不能建立这种关系，也应像给儿童进行治疗那样，同病人的亲属或为病人所能接受的人进行联系。

如果医生和病人关系的建立，并非出于治疗目的，例如在司法精神病业务中所遇到的，则应向所涉及到的人员如实说明此种关系的性质。

（四）精神科医生应把病情的性质、拟作出的诊断，治疗措施包括可能的变化以及预后告之病人。告知时应全面考虑，使病人有机会作出适当的选择。

（五）不能对病人进行违反其本人意愿的治疗，除非病人因病重不能表达自己的意愿，或对旁人构成严重威胁。在此情况下，可以也应该施以强迫治疗，但必须考虑病人的切身利益。且在一段适当的时间后，再取得其同意；只要可能，就应取得病人或亲属的同意。

（六）当上述促使强迫治疗势在必行的情况不再存在时，就应释放病人，除非病人自愿继续治疗。

在执行强迫治疗和隔离期间，应由独立或中立的法律团体对病人经常过问，应将实行强迫治疗和隔离的病人情况告知上述团体，并允许病人通过代理人向该团体提出申诉，不受医院工作人员或其他任何人的阻挠。

（七）精神科医生绝不能利用职权对任何个人或集体滥施治疗，也绝不允许以不适当的私人欲望、感情或偏见来影响治疗。精神科医生不应对没有精神病的人采用强迫的精神病治疗。如病人或第三者的要求违反科学或道德原则,精神科医生应拒绝合作。当病人的希望和个人利益不能达到时,不论理由如何,都应如实告知病人。

(八) 精神科医生从病人那里获悉的谈话内容、在检查或治疗过程中得到的资料均应予以保密,不得公布,要公布得征求病人同意,或因别的普遍理解的重要原因,公布后随即通知病人有关泄密内容。

(九) 为了增长精神病学知识和传授技术,有时需要病人参与其事。在病人服务于教学,将其病历公布时,应事先征得同意,并应采取措施,不公布姓名,保护病人的名誉。

在临床研究和治疗中,每个病人都应得到尽可能好的照料。把治疗的目的、过程、危险性及不利之处全部告诉病人后,接受与否,应根据自愿,对治疗中的危险及不利之处与研究的可能收获,应作适度的估计。

对儿童或对其他不能表态的病人,应征得其亲属同意。

(十) 每个病人或研究对象在自愿参加的任何治疗、教学和科研项目中,可因任何理由在任何时候自由退出。此种退出或拒绝,不应影响精神科医生继续对此病人进行帮助。

凡违反本宣言原则的治疗、教学或科研计划,精神科医生应拒绝执行。

后希波克拉底誓言

一个医生所承诺的促进病人利益的义务

我保证履行由于我的专业我自愿承担的治疗和帮助病人的义务。我的义务是基于病人所处的软弱不利地位,以及他必然给予我和我的专业能力的完全信任。所以,我保证把促进病人多方面的利益作为我的专业伦理的第一原则。由于承认这种约束,我接受下列义务,只有病人或病人的合法代理人才能解除我这些义务:

1. 将病人的利益置于我专业实践的中心,并在情况需要时置于我自己的自我利益之上。

2. 拥有和保持我的专业要求的知识和技能的能力。

3. 承认我的能力的局限，只要我的病人的需要要求，向我的各种卫生专业的同事求助。

4. 尊重我其他卫生专业同事的价值和信念，并承认他们作为个人的道德责任。

5. 用同等的关切和献身精神关怀所有需要我帮助的人，不管他们有没有能力付酬。

6. 主要为了我的病人的最佳利益，而不是主要为了推进社会的、政治的或财政的政策或我自己的利益而行动。

7. 尊重我的病人的参与影响他或她的决定的道德权利，明确地、清楚地、用病人理解语言说明他或她的疾病的性质，以及我建议采用的治疗的好处和危险。

8. 帮助我的病人作出与他们的价值和信念一致的选择，不强迫，不欺骗，不口是心非。

9. 对我听到、知道和看到的保守秘密，作为我关怀病人的一个必要部分，除非对别人有明确的、严重的、直接伤害的危险。

10. 即使我不能治愈病人，也总要帮助他们，当死亡不可避免时要帮助我的病人按照他或她自己的打算死亡。

11. 决不参与直接的、主动的、有意识的杀死一个病人，即使为了仁慈的理由，或应国家的要求，或任何其他的理由。

12. 为了履行我对社会的义务参与影响国民健康的公共政策决定，提供领导以及专家的和客观的证言。

13. 将我所说和所信的付诸实践，从而在我的专业生涯中体现上述原则。

引自埃德蒙·D·彼莱格里诺和戴维·C·托马斯马：《为了病人的利益》，纽约，牛津大学出版社，1988年，第205—206页。

中华人民共和国卫生部
医务人员医德规范及实施办法

第一条　为加强卫生系统社会主义精神文明建设，提高医疗卫生人员的职业道德素质，改善和提高医疗服务质量，全心全意为人民服务，特制定医德规范及实施办法（以下简称"规范"）。

第二条　医德，即医疗卫生人员的职业道德，是医疗卫生人员应具备的思想品质，是医疗卫生人员与病人、社会以及医疗卫生人员之间关系的总和。医德规范是指导医疗卫生人员进行医疗活动的思想和行为的准则：

第三条　医德规范如下：

（一）救死扶伤，实行社会主义的人道主义。时刻为病人着想，千方百计为病人解除病痛。

（二）尊重病人的人格与权利，对待病人，不分民族、性别、职业、地位、财产状况，都应一视同仁。

（三）文明礼貌服务，举止端庄，语言文明，态度和蔼，同情关心和体贴病人。

（四）廉洁奉公，自觉遵纪守法，不以医谋私。

（五）为病人保守医密，实行保护性医疗，不泄露病人隐私与秘密。

（六）互学互尊，团结协作。正确处理同行同事间的关系。

（七）严谨求实，奋发进取，钻研医术，精益求精。不断更新知识，提高技术水平。

第四条　为使本规范切实得到贯彻落实，必须坚持进行医德教育，加强医德医风建设，认真进行医德考核与评价。

第五条　各医疗单位都必须把医德教育和医德医风建设作为目标管理的重要内容，作为衡量和评价一个单位工作好坏的重要标准。

第六条　医德教育应以正面教育为主，理论联系实际，注重实效，长期坚持不懈。要实行医院新成员的上岗前教育，使之形成制度。未经上岗前培训不得上岗。

第七条　各医疗单位都应建立医德考核与评价制度，制定医德考核标准及考核办法，定期或者随时进行考核，并建立医德考核档案。

第八条　医德考核与评价方法可分为自我评价、社会评价、科室考核和上级考核。特别要注重社会评价，经常听取患者和社会各界的意见，接受人民群众的监督。

第九条　对医疗卫生人员医德考核结果，要作为应聘、提薪、晋升以及评选先进工作者的首要条件。

第十条　实行奖优罚劣。对严格遵守医德规范、医德高尚的个人，应予表彰和奖励。对于不认真遵守医德规范者，应进行批评教育，对于严重违反医德规范，经教育不改者，应分别情况给予处分。

第十一条　本规范适用于全国和各级各类医院、诊所的医疗卫生人员，包括医生、护士、医技科室人员，管理人员和工勤人员也要参照本规范的精神执行。

卫 生 部 门
加强社会主义精神文明建设的九点意见

卫办字〔87〕第3号

卫生事业是直接关系到人民群众生老病死的大事，是保证国民经济和社会发展的必要条件，卫生部门是社会主义物质文明和精神文明建设的重要窗口。为了用共同理想动员和团结卫生部门广大干部职工齐心协力办好卫生事业，促进卫生工作改革，尽快地改善人民群众的医疗保健条件，提高全民族的健康素质，为实现卫生事业要有一个大发展的目标做出贡献，现根据党的十二届六中全会决议的精神，提出卫生部门加强社会主义精神文明建设的九点意见。

一、坚持四项基本原则，旗帜鲜明地
反对资产阶级自由化

坚持四项基本原则是我国的立国之本，也是社会主义精神文明建设的根本方向。坚持四项基本原则，旗帜鲜明地反对资产阶级自由化，关系到我们党的命运，关系到社会主义的前途，关系到全面改革和对外开放的成败。各级领导要把坚持四项基本原则教育列入议事日程，教育共产党员、共青团员，全体工作人员，特别是各级领导干部，正确认识当前我国的政治形势，珍惜和维护安定团结的政治局面，旗帜鲜明地反对资产阶级自由化，增强民族自尊心和自信心，进一步促进两个文明建设的发展。

二、树立与改革、开放相适应的新观念

"七五"期间，各级卫生部门都要把卫生工作改革放在首位。在继续贯彻执行国务院［1985］62号文件精神的基础上，进一步巩固、补充、完善、扩大已有改革成果，推进卫生工作改革形势的发展。改革是一场广泛、深刻、持久的社会变革，必然要触动人们原有的传统观念、习惯势力。因此，各级卫生部门都要对干部群众经常进行增强改革意识，树立与改革、开放相适应新观念的教育，为贯彻落实预防为主的方针办实事，为卫生工作改革创造有利的条件。

要树立大胆开拓，勇于创新的观念。卫生部门各级领导要充分认识到，解决人民群众对医疗保健急剧增长的需求同卫生事业发展缓慢的矛盾，解决目前卫生部门管理体制同卫生事业发展严重不适应现状，就必须走改革之路，调动广大医药卫生人员的积极性，把卫生事业搞活。要提倡大胆开拓、勇于创新的改革精神，要保护群众改革的积极性，要提倡因地制宜，从实际出发，创造性地贯彻执行中央关于改革、开放的指导思想和方针政策。

要树立外引内联的观念。要消除对开放的种种顾虑，学习发达国家发展卫生事业的先进经验，积极创造条件引进技术，引进人才，引进设备，引进资金，引进信息，引进科学管理，推动我国卫生事业的发展。对内也要实行开放政策，大力发展各种形式的横向联合。

要树立调动社会力量办医的观念。发展卫生事业必须挖掘各方面的潜力，调动各方面的积极性，发挥各方面的优势，实行中央办、地方办、部门办和国家、集体、个人一起上的方针，使卫生事业在"七五"期间有较大的发展。

要树立经营和竞争观念。医疗卫生单位要坚持以提高社会效益为准则，以为人民服务为宗旨，不以盈利为目的，不承担国家资金积累。但是一定要增强与发展商品经济相适应的经营和竞争观念，努力提高科学管理水平，管好用好国家拨给的卫生事业经费，勤俭办事业，增收节支，减少浪费，提高经济效益，使医疗卫生机构增添活力。

三、树立救死扶伤的良好职业道德

救死扶伤是我们社会主义国家医药卫生工作者职业道德的基本原则。作为医药卫生工作者，对人民群众的生老病死负有重大责任。因此，必须有很强的社会责任感和救死扶伤实行社会主义人道主义的精神，必须树立一切为了保护人民健康，一切为了方便病人的思想，真正做到全心全意地为人民服务。

医药卫生工作者应该遵守的基本职业道德是：忠于职守，救死扶伤；钻研业务，精益求精；作风正派，正直廉洁；语言亲切，尊重患者；团结同行，互学互助。努力实现优质服务。

各级医疗卫生单位都要针对各自工作特点制定职业道德守则，做到院有院规，校有校规，所有所规。职业道德建设要坚持以正面教育为主，可采取系统讲课，专题讲座，座谈讨论等方式进行，长期努力，坚持不懈。各医学院校都要逐步创造条件开设医学伦理学课程。对新参加工作的同志要进行上岗前的职业道德教育。各地还要积极组织职业道德好的同志讲职业道德，利用报刊杂志宣传职业道德高尚的好人好事。

四、加强法制教育，严格职业纪律

各级卫生部门要继续抓好社会主义民主与法制的教育，使每一个工作人员都要知法、守法，牢固树立公民意识，学会用法制管理各项工作。各级领导要坚持民主作风，经常倾听群众意见，实行民主管理。各单位都要根据自己的工作特点，制定各自的职业纪律和岗位责任制。医药卫生工作者要严格执行职业纪律，不得利用看病索要病人财物，不得冒用患者名义为自己或亲友开药，不得开人情方、人情假、人情诊断书，不得利用卫生监督的权力以职权谋私。

卫生部门的各级领导要带头遵守职业纪律，定期检查职业纪律的执行情况，大力表彰和宣传模范遵守职业纪律的好人好事。

五、提高卫生队伍素质，
促进卫生事业现代化建设

提高卫生队伍素质是加强卫生部门社会主义精神文明建设的根本措施。各级卫生部门都要采取积极措施多形式、多层次、多渠道地大量培养各类医药卫生技术人才，努力提高教育质量。首先要加强各级管理干部的培训和提高。各级卫生部门都要积极创造条件，举办各种类型的训练班轮训卫生管理干部，提高他们的科学管理水平和决策能力，提高他们的政治理论水平和执行党的路线方针政策的自觉性。其次要打开通向农村培养人才的道路，要采取一些特殊政策，加强对农村基层，特别是老少边地区卫生人员的培训提高。要充分利用各种途径，广泛开展国际医学交流与合作，争取更多的机会培养各类技术人才，促进卫生事业现代化。

要加强政工干部的培训，开展思想政治工作理论与实践的研究。

六、继续深入开展创建文明卫生单位的活动

卫生部门要结合自己的特点，继续开展创建文明卫生单位的活动，争取有更多的医疗卫生机构成为文明卫生单位。创建文明卫生单位活动要坚持两个文明一起抓，要把卫生工作改革、树立良好医德医风作为主要内容，并且与加强科学管理、提高经济效益结合起来。医疗卫生单位职工应该具有较高的政治思想觉悟、良好的职业道德和一丝不苟的工作作风，使病人有安全感、可信感和方便感。创建文明卫生单位活动是一项经常性的工作，要进一步完善评比条件，改进评比方法，定期组织经验交流，扎扎实实，实事求是，不搞形式主义，不搞突击活动。

各级卫生部门领导，还要积极引导和帮助广大干部职工建立文明、健康、科学的生活方式、丰富文化生活，振奋精神，开拓前进。

七、加强卫生立法，使卫生管理逐步法制化

"七五"期间，要在继续贯彻实施《食品卫生法》、《药品管理法》、《国境卫生检疫法》的基础上，完成《发展中医法》、《初级卫生保健法》、《传染病管理法》和《公共卫生法》等法规的起草工作。逐步制定和实施《医疗事故处理条例》、《优生保护条例》等卫生法规和其他规章制度，使卫生管理工作从宏观上加强法制管理，做到有法可依，推动卫生事业发展。

卫生部门的广大干部和职工都要严格遵守各项卫生法规，自觉地用法律约束自己的行为，做到有法必依，执法必严，违法必究，以切实保障广大人民群众享有医疗保健的合法权利，维护医药卫生人员救死扶伤的正常工作秩序。

八、加强健康教育宣传，
提高人民群众自我保健能力

各级卫生部门要充分利用自己的阵地宣传卫生科普知识，教育群众树立讲科学、讲卫生的良好风尚，逐步提高人民群众的自我保健能力。要充分利用声像设备和人们喜闻乐见的各种宣传手段搞好卫生科普宣传，帮助群众更多地了解和掌握优生优育、老年病、常见病、多发病、季节性传染病的预防和保健常识。各级医疗卫生机构都要把科普宣传列入议事日程，作为防病治病的一项重要工作内容。

九、加强和改善党的领导，发挥党员
在精神文明建设中的先锋模范作用

在实行党政分工、行政领导负责制以后，各级党组织要用更多的时间和精力抓好精神文明建设，首先要搞好自身的建设。要积极发展全党抓党风的好形势，加强党员的党性、党风、党纪教育。克服官僚主义，提高工作效率，改善思想政治工作。

广大党员要做两个文明建设的模范，要在卫生工作改革、工作作风、职业道德、遵纪守法等方面，更高、更严格地要求自己，以身作则，起表率作用。

卫生部　　国家中医药管理局

1987 年 2 月 14 日

卫生部关于加强医疗质量管理的通知

卫医发 [1993] 第 31 号

各省、自治区、直辖市卫生厅（局），计划单列市卫生局，部直属有关单位：

随着医疗改革不断深化和发展，绝大多数医务人员的质量意识不断增强，医疗服务质量已有较大提高。但是，一些单位对医疗质量仍疏于管理，存在事故苗头和隐患较多，院内感染屡屡发生，严重危及患者的安全。同时，还存在服务态度问题，由此而导致医疗纠纷的发生及医患之间关系紧张；个别医务人员责任心不强，对急症患者认症和处理不及时，造成患者死亡，甚至有的医院将上门求治10余个小时的急救病人拒之门外，造成失血过多死亡……。上述现象败坏了医院的信誉，玷污了医务人员的形象，社会反响很大。

质量好坏事关国家兴衰，医疗质量的好坏事关患者的生命健康。党和国家领导十分重视质量问题，对质量问题作了重要指示，要求提高全民族的质量意识。同时，国家质量法已自今年9月1日起实施。

为贯彻中央领导对质量问题的重要指示精神，提高全体医务人员的医疗质量意识，加强医疗质量管理，结合医疗系统实际，特提出以下几点要求，请遵照执行：

一、各级各类医疗机构，无论大小，也无论是国家办的，还是社会办的，都必须狠抓医院管理，并把医疗质量管理放在首位，思想要重视，措施须得力。要充分认识到确保医疗质量是医院工作的头等任务，是医院现代科学管理的核心。

二、各级各类医院在当前医院管理中，要一手抓改革开放搞活，一手抓确保正常医疗秩序的各项规章制度落实，尤其是三级查房、三级医师负责制度和人员岗位责任制度的贯彻执行。要把医院改革开放搞活，最终落实到进一步提高医疗质量的目标上来。

三、各级各类医院在医院管理中，为确保医疗质量，必须从严治院，按照院长负责制的原则，院长要把主要精力放在医院管理上，要认真负起责任，对违反医院规章制度和操作规程的人和事敢抓敢管。要认真持久地开展医务人员"三基、三严"的教育考核，在提高广大医务人员的思想和技术素质上狠下功夫。

四、各级各类医院要按照医院分级管理的标准，因地制宜落实医院内部的质量管理组织体系。该组织体系必须符合科学管理的原则，必须具有质量管理的全部功能和实效。

五、对医疗质量的管理要实行目标管理，全员参与，责任到人。要加强质量教育，增强全员质量意识。医疗质量管理要渗透到医院每项工作中去，必须与每个医护人员、管理人员的责、权、利挂钩。医疗质量评价结果，要作为个人奖励、晋级、工资浮动和再聘用的主要依据，必要时可实行单项否决。

六、各级医院要认真查找本单位医疗质量上的问题或隐患，近期内要以医院感染控制作为重点，对照卫生部有关要求认真核查。要针对医疗质量的薄弱环节，建立目标明确、指标具体、责任落实的，有计划、有步骤、有评价、有改进措施的质量保证方案，并付诸实施，争取短期内有根本好转。

七、服务态度是医疗质量的重要组成部分。少数人，尤其门诊、急诊、挂号室、药房、处置室等"窗口"人员服务态度不佳是医疗服务当中一个较为突出的问题，长期以来社会上对此反响强烈，必须引起每个医务人员的高度重视，要认真加以纠正。要提倡敬业精神，把改善服务态度纳入质量保证方案。

八、各级各类医疗机构，要坚持贯彻卫生部有关规定，严格把住药品、器材的进货渠道，严防伪劣药品、器材流入医院，坑害患者。

九、要继续推行医院分级管理工作，促进医院的质量管理。凡是医院分级管理试点医院，必须按照分级管理办法和标准体系的要求落实医院质量管理，并经评审委员会评审，评审中实行质量否决。尚未进行医院分级管理的各级医疗单位，也要按照医院分级管理标准加强医疗质量工作，以质量管理为重点，自查自评，自我改进，自我完善。当地评审委员会对这些医院应提供指导和咨询，并实行督促检查。

十、要加强对医疗事故、差错的管理，坚决杜绝责任事故。要把功夫下在狠抓事故苗头上，贯彻预防为主的原则。一旦发生事故，要认真、严肃、科学地处理，引以为戒，不准隐瞒。

1993 年 9 月 17 日

卫生部关于坚决制止医疗
卫生服务乱收费的通知

卫纠发（1993）第 236 号

各省、自治区、直辖市及计划单列市卫生厅（局）：

　　根据党中央、国务院关于纠正行业不正之风、制止乱收费工作的部署，各地卫生、物价部门就医疗单位收费问题进行了初步的清理，并在制止乱收费方面，采取了一些措施，取得了一些成效。但是，必须看到医疗卫生单位乱收费的现象依然存在，而且在少数单位仍然十分严重。乱收费主要表现为擅自立项收费，随意提高收费标准。有的医院未经审批，擅自立项或分解项目收取费用，如：更换病房用品费、送药费、污物处理费、移花费、扫床费、测血压费、量体温费、称体重费等；还有的医院未按规定的医疗收费标准执行，擅自提高收费标准；有的医疗卫生单位只收费不提供服务或不给收据。医疗单位的乱收费现象严重的影响着医疗服务行业的声誉，给社会造成了不良的影响，也为贪污腐化以医谋私创造条件。

　　造成乱收费的原因是多方面的，主要是医疗机构在转换经营机制过程中未能建立起有效的内部控制机制，同时，医疗服务收费标准不合理，劳务性收费标准过低，财政补助水平下降，医院补偿机制不健全。一些医疗机构和医务人员受社会上某些不良倾向影响，片面追求单位和个人经济利益也是造成医疗乱收费的重要原因。

　　医院担负着保护人民身体健康的光荣使命，医院的工作直接影响着党和政府在人民群众中的声誉，不能以任何理由允许乱收费的现象存在。根据党中央、国务院反腐倡廉的精神，各级卫生部门领导要充分认识医院乱收费的严重性、危害性，动员医疗卫生单位、广大医务人员坚持治乱与理顺互相结合，采取有效措施制止医院乱收费现象，加强对医院收费的管理工作，特作如下通知：

一、加强对医疗收费的管理，按规定收取医疗费用

各级各类医疗机构要建立由医院领导负责的收费检查管理组织，对医疗卫生单位的医疗服务收费项目进行认真检查、清理。对检查中发现医院自行制定的收费项目，必须立即停止，并公布于众；对超标准的收费，要立即纠正。凡是需要增加的收费项目必须按规定程序申报，不经批准一律不得收费。

医疗单位各项医疗收费，必须由医疗专职收费部门和人员收取，并必须出据有关部门批准印制的统一票据。所收费用全部上缴医院财务部门，不允许任何科室和个人收取费用，也不得截留、私分各种医疗收入。今后凡是不使用统一票据的收费，无论任何人都有权拒绝纳费，凡是不按全额上缴财务的收入，均做为贪污公款处理。

医院开展特需医疗服务，必须明码标价，由群众自愿选择。卫生主管部门要配合有关部门，明确特需医疗服务范围，制定特需医疗目录和管理办法，绝不允许打着开展特需医疗服务的幌子变相增加收费项目、提高收费标准。

二、加强检查、监督，坚决杜绝乱收费现象

大力开展创建社会主义精神文明活动，教育广大医务人员树立高尚医德，自觉的遵守各项财经纪律。

卫生主管部门要配合有关部门加强对医疗收费工作的管理，制定管理制度和办法，开展经常性的监督、检查；医院要积极配合检查并接受部门和群众的监督。医院收费管理部门也要开展经常性的检查工作，发现问题及时处理和纠正，坚决杜绝乱收费的现象。

三、完善医疗补偿机制，从根本上解决乱收费问题

各级卫生主管部门，要积极做好与有关部门的协调工作，增

加对医院和卫生院的经费补助，加快医疗收费改革，按照规定的医疗收费管理权限，合理调整收费标准，调整收费结构，增加技术劳务费比重。将检查和药品费用降到较合理的比例。同时要与提高医院效率紧密结合，努力缩短平均住院日，以便使医院在增加经济效益同时，不额外增加个人或社会的经济负担，从根本上解决医疗机构乱收费问题。

医院基本医疗收费，要尽快达到不含财政补助工资部分的医疗成本，并逐步向按成本收费过渡，对农村和经济不发达地区的医院、卫生院，政府要增加对他们的投入，使之能在政府的补助下正常开展医疗服务工作。

各地要尽快将以上通知转达到基层医疗卫生单位，并结合当地的实际情况，组织开展医疗收费检查活动，并将检查情况尽快报送给我部。

1993 年 11 月 26 日

卫生部关于严禁向患者
收取"红包"的通知

卫纠发（1993）第 5 号

各省、自治区、直辖市卫生厅（局）、计划单列市卫生局、部属各单位、部机关各司属：

根据党中央、国务院关于加强廉政建设，纠正行业不正之风的指示精神，以及卫生部颁发的有关规定，现就严禁医务工作者在医疗活动中，收取患者"红包"的问题重申如下：

一、医务工作者在医疗活动中，应严守职业道德，发扬救死扶伤和全心全意为人民服务的精神，积极治疗，精心护理。除按照规定的收费标准收取费用外，不得以任何方式收受患者的"红包"。无法拒收的"红包"，应上交医院。隐瞒不交不退者，按各地制定的行业不正之风处罚规定严肃处理。

二、医务工作者利用手中的权力（如安排住院、手术等），向患者暗示或索要"红包"是非法的，应根据款额多少，情节轻重，依法处理。

三、各级医院的党政部门，要加强职业道德建设，对医务工作者要坚持不懈地进行思想教育，严格执行《中华人民共和国医务人员医德规范及实施办法》，修定纠正行业不正之风的有关规定，树立良好的道德风尚，以取信于民。

1993 年 6 月 18 日

编 后 记

为建设具有中国特色的社会主义卫生事业，加强对医学生的职业道德教育，适应医学生医学伦理学教学的需要，由首都医科大学、北京联合大学中医药学院、北京高等医学专科学校、解放军北京医学高等专科学校联合编写了这本《医学伦理学教程》。

本书由杜金香、王晓燕拟纲、反复修改，作者分章执笔完成。第一章：杜金香、王晓燕；第二章：王晓燕；第三章：沈瑞英；第四章：陈克铭；第五章：景录先；第六章：马跃平、邹志东；第七章：林近卫、陈克铭；第八章：陈克铭；第九章：李德玲；第十章：赵玮、马谊平；第十一章：孟铜英。初稿完成后由王晓燕、孟铜英、陈克铭、景录先、沈瑞英分章进行统稿，然后由王晓燕进行总统稿，最后由杜金香、王晓燕定稿。

本书在编写过程中吸收大量近年来国内外的研究资料，因篇幅所限，未在书后一一注明，特此向原作者致以衷心谢意。首都医科大学及各作者单位的领导对此书的出版给予了大力支持和帮助，在此一并致以衷心的谢意。

由于时间仓促，加之作者水平所限，书中缺点错误在所难免，恳请广大读者予以批评指正。

编　者
1997 年 12 月